Hacer Şahin Aydınyurt
Abdullah Seçkin Ertuğrul

Mikrocerrahi yöntemle tedavi edilen dişeti çekilmelerinin 3D analizi

Hacer Şahin Aydınyurt
Abdullah Seçkin Ertuğrul

Mikrocerrahi yöntemle tedavi edilen dişeti çekilmelerinin 3D analizi

Türkiye Alim Kitapları

Impressum / Künye
Bibliografische Information der Deutschen Nationalbibliothek: Die Deutsche Nationalbibliothek verzeichnet diese Publikation in der Deutschen Nationalbibliografie; detaillierte bibliografische Daten sind im Internet über http://dnb.d-nb.de abrufbar.

Deutsche Nationalbibliothek tarafından yayınlanan bibliyografik bilgiler: Deutsche Nationalbibliothek, bu yayını Deutsche Nationalbibliografie'de listeler; detaylı bibliyografik bilgi İnternet'te http://dnb.d-nb.de sitesinde mevcuttur.

Coverbild / Kitap kapağı resmi: www.ingimage.com

Verlag / Yayıncı:
Türkiye Alim Kitapları
ist ein Imprint der / yayınevinin bir ticari markasıdır
OmniScriptum GmbH & Co. KG
Bahnhofstraße 28, 66111 Saarbrücken, Deutschland / Almanya
Email / E-posta: info@turkiye-alim-kitaplary.com

Herstellung: siehe letzte Seite /
Basım yeri: son sayfaya bakın
ISBN: 978-3-639-81218-3

Zugl. / Approved by: Van, Yüzüncü Yıl Üniversitesi, 2014

ÖNSÖZ

Doktora eğitimi sürecinde her konuda çalışmalarıma desteğini esirgemeyen değerli danışman hocam Doç. Dr. Abdullah Seçkin Ertuğrul'a, fikirleriyle akademik ve sosyal hayatımıza yepyeni ufuklar açan sayın dekanım Prof. Dr. Gürcan Eskitaşçıoğlu'na teşekkür ediyorum.

Her zaman emeklerine layık olmaya çalıştığım sevgili annem Ferzan Şahin, sevgili babam Bilal Şahin, sevgili eşim Mehmet Ali Aydınyurt'un, mesleğimi seçme sebebim olan abim Dr. Ramazan Oğuz Şahin ve eşi Doç. Dr. Sevinç Şahin'in katkılarını yaşam boyu unutmayacağım.

İstatistik konusundaki değerli bilgileriyle çalışmamıza ışık tutan Yrd. Doç. Dr. Gürol Zırhlıoğlu'na, tezime verdiği destek için YYÜ Bilimsel Araştırmalar Proje Daire Başkanlığı'na, Sağlık Bilimleri Enstitüsü'ne, görüntü analizi konusunda özverili çalışmalarından dolayı Şevki Irmak'a sonsuz teşekkürlerimi sunuyorum.

İÇİNDEKİLER

SİMGELER VE KISALTMALAR

ADM : Aselüler dermal matriks
AHM : Ağız hijyeni motivasyonu
CAD/CAM : Bilgisayar destekli tasarım/Bilgisayar destekli üretim
ÇPF : Çift papil flep
DÇD : Dişeti çekilme derinliği
DÇG : Dişeti çekilme genişliği
EDTA : Etilen diamintetraasetik asit
ePTFE : Genişletilmiş politetrafloroetilen
GAG : Glikozaminoglikan
GI : Gingival indeks
KAS : Klinik ataşman seviyesi
KDDB : Keratinize dişeti dikey boyutu
KDH : Kazanılan dişeti hacmi
KDYA : Kazanılan dişeti yüzey alanı
KKF : Koronale kaydırılan flep
LKF : Laterale kaydırılan flep
mm : Milimetre
mm^2 : Milimetrekare
mm^3 : Milimetreküp
PAS : Periodik asit-schiff boyası
PI : Plak indeksi
SBDG : Subepitelyal bağ dokusu grefti
SCD : Sondlanan cep derinliği
SDG : Serbest dişeti grefti
SKKF : Semilunar koronale kaydırılan flep
STL : Standard tessellation language

YDR : Oönlendirilmiş doku rejenerasyonu

ŞEKİLLER LİSTESİ

TABLOLAR LİSTESİ

1. GİRİŞ

Dişeti çekilmesi, dişeti kenarının apikale göç etmesi olarak tanımlanmaktadır (Oates ve ark., 2003). Dişeti çekilmesi kök yüzeyi çürüklerine, hastalarda estetik kaygıların oluşmasına ve dentin hassasiyetine neden olmaktadır (McGuire ve ark., 2014).

Dişeti çekilmelerini tedavi etmek amacıyla laterale kaydırılan flep (LKF) (Noorudeen ve ark., 2013), çift papil flep (ÇPF) (Manisundar ve ark., 2014), koronale kaydırılan flep (KKF) (Zuhr ve ark., 2014a), semilunar koronale kaydırılan flep (SKKF), serbest dişeti grefti (SDG) (Hatipoğlu ve ark., 2007), subepitelyal bağ dokusu grefti (SBDG) (Rebele ve ark., 2014), yönlendirilmiş doku rejenerasyonu (ODR) (Agarwal ve ark., 2013) ve aselüler dermal matriks (ADM) (Koudale ve ark., 2012) gibi çok sayıda periodontal cerrahi prosedür kullanılmaktadır. Bu teknikler arasında bulunan yumuşak doku otogreftleri, keratinize dişeti genişliğini ve yumuşak doku hacmini artırmak amacıyla 50 yıldan beri klinik olarak diş hekimleri tarafından uygulanmaktadır (Zuhr ve ark., 2014a). Otogreft tekniklerinden biri olan SBDG periodontolojide açık kök yüzeylerinin kapatılmasında altın standart olarak kabul edilmektedir (Andrade ve ark., 2010).

Dişeti çekilmesi tedavisinde dental mikroskopların kullanılması klinik sonuçları olumlu yönde etkilemektedir (Bittencourt ve ark., 2012). Dental mikroskop ve periodontal mikrocerrahi aletlerin kullanılması, konsantrasyon ve tecrübe gerektirmektedir (Tibbetts ve Shanelec, 2009). Periodontal mikrocerrahi ve dental mikroskoplar, periodontolojide minimal invaziv cerrahiyi mümkün kılmaktadır. Periodontal mikrocerrahi daha küçük, daha kusursuz insizyonların yapılmasını sağlamaktadır. İnsizyon boyutlarının küçülmesi ise direkt olarak operasyon sonrası komplikasyonların daha az olacağı anlamına gelmektedir (Cohen, 2007).

Dişeti çekilmelerinin tedavisinde kullanılan bir prosedür de mine matriks protein türevlerinin (Emdogain) periodontal cerrahi operasyonları ile birleştirilip uygulanmasıdır. Mine matriks protein türevlerinin içeriğinin %90'ı amelogeninlerden oluşmaktadır (Huang ve ark., 2005). Amelogenin, mine matriks protein türevlerinin biyolojik aktivitesinden sorumlu olan proteindir (Chong ve ark., 2006). Mine matriks protein türevlerinin sement gelişimindeki rolünden dolayı mine matriks protein türevlerinin periodontal dokuların rejenerasyonunu indüklediği düşünülmektedir. Oapılan birçok klinik çalışma, mine matriks protein türevlerinin rejeneratif bir materyal olduğunu desteklemektedir. Histolojik çalışmalarda mine matriks protein türevlerinin kök yüzeyine uygulanmasının yeni kemik, yeni periodontal ligament ve yeni hücresiz sement oluşumunu sağladığı gösterilmiştir (Rasperini ve ark., 2000; Sculean ve ark., 2003; Henriques ve ark., 2010).

Literatürde dişeti boyutlarının saptanmasında çeşitli yöntemler kullanılmaktadır. Bu yöntemler arasında en sık kullanılanı periodontal sondlamadır. Oral fotoğraflar, yumuşak dokunun radyolojik olarak tespiti gibi görsel yöntemlerin gelişimini izleyen transgingival sondlama, ultrasonik yöntemler ve konik ışınlı bilgisayarlı tomografi gibi değerlendirmeler yumuşak dokuların analizine imkan sağlamıştır. Günümüzde üç boyutlu dijital değerlendirmeler de literatürdeki yerini almıştır. Bu amaçla lazer tarayıcılar ve bilgisayar destekli tasarım/bilgisayar destekli üretim (CAD/CAM) sistemlerinin tarayıcıları kullanılmaktadır (Ronay ve ark., 2011). Dişeti çekilmesi tedavisinde kullanılan yöntem ve araçların tedavi sonrası sonuçları genellikle fotoğraflar üzerinde ya da klinik ölçümlere dayalı olarak değerlendirilmektedir. Fotoğraflar üzerinde ya da klinik ölçümlere dayalı olarak yapılan değerlendirmelerin uzun dönemde yetersiz kalacağı düşünülmektedir. Bu bilgiler ışığında bu çalışmada;

1. Mikrocerrahi teknikler kullanılarak yapılan SBDG ve SBDG'ye ek olarak uygulanan mine matriks protein türevlerinin etkisinin klinik periodontal parametreler kullanılarak değerlendirilmesi,

2. SBDG ve SBDG’ye ek olarak uygulanan mine matriks protein türevlerinin etkisinin CAD/CAM sistemi ile elde edilen görüntüler ışığında kazanılan dişeti hacmi (KDH) ve kazanılan dişeti yüzey alanının (KDOA) değerlendirilmesi,
3. SBDG’ye ek olarak uygulanan mine matriks protein türevleri grubu ile yalnızca SBDG uygulanan grubun klinik parametreler ve CAD/CAM sistemi ile alınan dijital görüntülerden elde edilen veriler kullanılarak kıyaslanması amaçlanmıştır.

2. GENEL BİLGİLER

2.1. Dişetinin Anatomisi

2.1.1. Makroskopik anatomi

Periodonsiyum; dişeti, periodontal ligament, kök sementi ve alveoler kemikten oluşmaktadır (Lindhe ve ark., 2008; Fiorellini ve ark., 2012). Dişeti ve ataşman aparatı olmak üzere iki kısıma ayrılmaktadır.

Ataşman aparatı; periodontal ligament, sement ve alveoler kemikten meydana gelmektedir. Sement, kemik ile birlikte periodontal ligament fibrillerini desteklediği için periodonsiyumun bir parçası olarak kabul edilmektedir (Fiorellini ve ark., 2012).

Ağız mukozası; çiğneme mukozası (dişeti ve sert damağı çevreler), özelleşmiş mukoza (dilin dorsumunu çevreler) ve örtücü mukoza (alveoler kret ve dişin boyun kısmını çevreler) olmak üzere üç çeşit mukozadan oluşmaktadır (Orban ve Sicher, 1945).

Dişeti, dişlerin boyun kısmını saran ve alveol kemiğini örtmek suretiyle periodonsiyumun diğer elemanlarını koruyan çiğneyici bir mukoza türüdür. Dişeti, epitel tabakası ve onun altında yeralan bağ dokusu tabakasından (lamina propria) oluşmaktadır. Dişeti dokusunun kalınlığı ortalama 1 mm olarak belirlenmiştir (Eger ve ark., 1996). Dişetinin kalınlığı, fizyolojik ve ortodontik hareketlerden etkilenmektedir. Dişeti, son şekline ve yapısına dişler sürdükten sonra ulaşmaktadır (Saario ve ark., 1995).

Dişeti anatomik olarak serbest dişeti, yapışık dişeti ve interdental dişeti olmak üzere üç bölümden oluşmaktadır. Oapışık dişetinin koronalinde serbest dişeti, apikalinde ise alveoler mukoza (örtücü mukoza) yer almaktadır. Serbest dişeti, dişin boyun kısmını saran dişeti bölgesidir. Serbest dişeti, vestibul ve lingualde serbest dişeti oluğuna kadar uzanmaktadır. Serbest dişeti oluğu genel olarak mine-sement sınırında yer almaktadır. Bu yapı yetişkinlerin yalnızca %50'sinde gözlenebilmektedir (Lindhe ve ark., 2008; Fiorellini ve ark., 2012). Oapışık dişeti ise serbest dişeti oluğunun apikalinde bulunan keratinize dişeti bölgesidir. Oapışık dişetinin apikalinde, kendisini ağız mukozası ile ayıran mukogingival birleşim bulunmaktadır. Diş erüpsiyonu tamamlandıktan sonra, serbest dişeti kenarı mine-sement sınırının yaklaşık 1,5-2 mm koronalinde lokalize olmaktadır. Mukogingival birleşim hayat boyu sabit kaldığından, dişeti genişliğinin artması dişin sürekli ve yavaş yavaş erüpsüyona uğradığını göstermektedir (Lindhe ve ark., 2008). Oapışık dişeti genişliği ise 1-9 mm arasında değişmektedir. Oaş ilerledikçe yapışık dişeti genişliği artmaktadır. Oapışık dişeti genişliğinin en fazla olduğu bölge maksiller anterior, en az olduğu bölge ise maksiller ve mandibular premolar bölgeleridir. Dişeti, mandibulada kesici dişlerin lingualinde dar, molar bölgede ise geniştir (Fiorellini ve ark., 2012).

Sağlıklı dişeti klinik olarak gül pembesi renkte, mat, portakal kabuğu gibi pürtüklüdür (Grant ve ark., 1972; Goldman ve ark., 1975). Mikrobiyal etkenler, materia alba, plak, diştaşı gibi dişler üzerinde biriken etkenler, maloklüzyonlar, travmalar, sistemik hastalıklar, stres ve beslenme bozuklukları gibi nedenler periodontal dokularda hastalıklara neden olabilmektedir. Periodontal hastalıkların tedavisinde diş ile dişeti arasındaki olumsuz ilişkileri düzenlemeyi amaçlayan pek çok periodontal cerrahi teknik kullanılmaktadır (Çağlayan, 2010).

2.1.2. Mikroskopik anatomi

Oral epitel; serbest dişetini çevreleyen oral epitele, sulkuler epitele ve bağlantı epiteline farklılaşabilmektedir (Lindhe ve ark., 2008). Oral epitel, dişetinin ağız içine bakan tarafında, oral sulkuler epitel ise dişetinin diş yüzeyine bakan tarafında yer almaktadır. Bağlantı epiteli, dişeti ile dişi birbirine bağlamaktadır (Lindhe ve ark., 2008; Fiorellini ve ark., 2012). Bağ dokusunun epitele girinti yapan kısmına bağ dokusu papillaları bu papillaların arasında kalan kısımlara ise rete peg (epitelyal ridge) adı verilmektedir. Sağlıklı dişetinde bağlantı epitelinde rete peg ve bağ dokusu papillaları bulunmamaktadır. Oral sulkuler epitel ve oral epitelde rete peglerin bulunması karakteristik bir özelliktir. Oral epitel, keratinize ve çok katlı yassı epitel olarak bilinmektedir (Lindhe ve ark., 2008).

Oral epitel 4 tabakadan oluşmaktadır:

1. Bazal tabaka (Stratum Basale)
2. Dikenli hücre tabakası (Stratum Spinosum)
3. Granüler hücreli tabaka (Stratum Granulosum)
4. Keratinize hücre tabakası (Stratum Corneum) (Fiorellini ve ark., 2012).

Oral epitelde en fazla bulunan hücreler keratinositlerdir. En üstte bulunan keratinize hücre tabakasında hücre çekirdeği bulunmamaktadır. Keratinositlere ek olarak oral epitelde melanositler, Langerhans hücreleri, Merkel hücreleri ve inflamatuar hücreler bulunmaktadır. Merkel hücreleri dışındaki hücreler keratin üretmezler ve komşu hücrelerle desmozom bağlantısı yapmazlar. Langerhans hücrelerinin oral mukozanın savunmasında rol aldığına inanılmaktadır. Langerhans hücreleri epitele penetre olan antijenlere reaksiyon vermektedirler. Erken immün yanıtı başlatırlar ve penetrasyonu engellemeye çalışırlar. Merkel hücrelerinin ise duyu fonksiyonu bulunmaktadır (Fiorellini ve ark., 2012).

İki epitel hücresinin bölünmesi gerçekleşince yaşlı hücre, epitelde üst tabakalara doğru itilmektedir. Üst tabakaya itilen bu hücre keratinosit olarak tanımlanmaktadır. Bu hücrenin en üst tabakaya ulaşması yaklaşık bir ay sürmektedir. Bu süreç içinde bazal tabakada bölünen hücre sayısı ile yüzeyden dökülen hücre sayısı birbirine eşittir. Oüzeye yaklaşan hücreler epitel yüzeyine parelel olarak yassılaşmaktadır. Epitelle bağ dokusu arasında 1-2 mikronluk PAS (periodic acid-schiff stain) boyası ile boyanan bazal membran yer almaktadır. PAS ile boyanması glikoprotein yani karbonhidrat içerdiğini göstermektedir. Bazal membranda epitel hücrelerini saran protein-polisakkarit kompleksi bulunmaktadır (Lindhe ve ark., 2008). Bazal membran elektron mikroskobunda iki tabaka halinde gözlenmektedir. Bu tabakalar bağ dokusuna yakın olan lamina densa ve epitele yakın olan lamina lucidadır. Lamina densadan bağ dokusuna çapa fibriller uzanmaktadır (Lindhe ve ark., 2008). Işık mikroskobunda tek bir öğe olarak görünen bazal membran, elektron mikroskobunda lamina densa ve lamina lucida olarak iki yapı halinde gözlenmektedir. Epitelyal hücrelerin lamina densaya bakan yüzeyleri biraz daha elektrodens ve kalın zonlar içerir. Buraya hemidesmozom denilmektedir. Hücrelerdeki sitoplazmik tonoflamentler hücre içinde hemidesmozomlara doğru yaklaşmaktadır (Lindhe ve ark., 2008). Hücreler arasındaki bağlantı desmozomlarla sağlanmaktadır. Desmozomlar, iki adet hemidesmozomdan oluşmaktadır. İki hemidesmozom arasında elektrondens granulated material bulunmaktadır. Ayrıca dış yaprakçık (outer leaflet), iç yaprakçık (inner leaflet) ve ataşman plakları desmozomun yapısına katılmaktadır (Lindhe ve ark., 2008).

Bazal tabakadan epitel yüzeyine doğru gidildikçe epitel hücrelerinde oluşan değişimler şu şekildedir:

1. Bazal tabakadan granüler tabakaya doğru tonofilament ve desmozom sayısı artmaktadır.

2. Hücre organellerinin (mitokondri, golgi ve düz endoplazmik retikulum) sayısı azalmaktadır.

3. Granüler tabakada keratohyalin cisimcikleri ve glikojen içeren granüller görülmektedir. Bu granüllerin keratin üretimi ile ilişkili oldukları düşünülmektedir (Lindhe ve ark., 2008; Fiorellini ve ark., 2012).

Granüler tabakadan korneum tabakasına ani bir geçiş bulunmaktadır. Keratinositlerin sitoplazması aniden keratinize hal almaktadır. Keratinize tabakadaki hücrelerin sitoplazmaları keratin ile doludur ve tüm organeller kaybolmuştur.

Özetle; keratinositler bazal mebrandan yüzeye doğru ilerledikçe yapısı farklılaşmaktadır. Bir keratinosit bazal tabakayı terkettikten sonra daha fazla bölünemez. Ancak protein (keratohyalin granülleri ve tonoflamentler) üretim kapasitesi devam eder. Granüler tabakadaki keratinositler enerjiden ve protein üretici aparatlarından yoksun kalmaktadır. Bu sebeple keratinositler keratin dolu hücrelere dönüşmektedir. Alveoler (örtücü) mukoza dişetinin aksine keratinize tabaka içermemektedir (Lindhe ve ark., 2008).

Dişi oluşturan mine tamamen geliştiğinde, mineyi oluşturan hücreler ağırlık olarak azalır (azalmış mine epiteli), dış mine epiteli hücreleri ile birlikte bazal laminayı üretir ve şekillendirirler. Buna azalmış dental epitel denilmektedir. Bazal lamina (epitelyal ataşman lamina) mine ile direkt ilişkidedir. Bazal lamina ve epitel hücreler hemidesmozomlarla ilişkilerini devam ettirmektedir (Fiorellini ve ark., 2012). Diş sürerken azalmış mine epteli ve oral epitelin bazal tabakasında mitotik aktivite artmakta ve alttaki bağ dokusuna doğru göç etmektedir. Göç eden epitel, oral epitel ile azalmış mine epiteli arasında büyük bir epitel kitlesi oluşturmakta ve dişetinde kanama olmadan diş sürmektedir. Diş, oral kaviteye ulaştığında bağlantı epiteli oluşur. Bütünüyle diş sürdüğünde azalmış mine epiteli ile bağlantı epiteli yer değiştirir ve bu epitel oral epitel ile devam eder. Oral sulkuler epitel ile oral epitel birbirleriyle benzerdir ancak bağlantı epiteli morfolojik olarak oral sulkuler epitel ve oral epitelden farklıdır. Bağlantı epiteli koronalde geniş (15-20 sıra hücre), apikalde ise dardır (3-4 sıra hücre). Bağlantı epitelinde inflamasyon olmadığı takdirde rete peg bulunmamaktadır. Oral sulkuler epitel hücreleri kübik ve keratinizedir. Bağlantı epitelinde bazal ve suprabazal hücreler bulunmaktadır. Hücreler dişin yüzey aksına parelel şekilde yassıdır. Bağlantı epitelinin bazal hücreleri direkt olarak mine ile ilişkide değildir (Fiorellini ve ark., 2012).

Oral sulkuler epitel, oral epitel ve bağlantı epiteli arasındaki farklar:

1. Bağlantı epiteli hücrelerinin boyutu hacimsel olarak oral epitel hücrelerinde fazladır.

2. Bağlantı epitelinde hücreler arası boşluk, oral epitelden daha geniştir.

3. Bağlantı epitelinde desmozomların sayısı, oral epitelden daha azdır (Lindhe ve ark., 2008).

Mine ile epitel arasında elektron dens ve elektron lucent adı verilen iki tabaka vardır. Elektronlucent olan tabaka bağlantı epiteli ile ilişkidedir. Bağlantı epiteli hücreleri mineye doğru hemidesmozomlar içermektedir. Mine-bağlantı epiteli arayüzü, epitel-bağ dokusu arayüzüne benzemektedir. Bağlantı epiteli, hemidesmozomlarla mine yüzeyine tutunmaktadır (Fiorellini ve ark., 2012).

Dişeti bağ dokusu; kollajen lifler (%60), fibroblastlar (%5), damar ve sinirlerden (%35) oluşmaktadır. Bağ dokusunda fibroblast, mast hücreleri, makrofaj ve inflamatuar hücreler (nötrofilik granülosit, lenfosit ve plazma hücreleri) bulunmaktadır. Fibroblastlar; fibril ve matriks sentezinden sorumludur. Fibroblastların granüllü endoplazmik retikulumları gelişmiştir. Ayrıca golgi cisimciği ve mitokondrileri büyüktür ve sayıca çoktur. Fibroblastların sitoplazmasında tonoflamentler bulunmaktadır. Mast hücreleri; matriks bileşenlerinin üretiminden sorumludur ve vazoaktif madde üretirler. Vazoaktif aminler, kan akımını kontrol ederek mikrovasküler sistemi etkiler. Makrofajlar ise fagositik ve sentetik fonksiyonlardan sorumludur (Fiorellini ve ark., 2012).

Bağ dokusunda kollajen, retiküler, oksitalan ve elastik olmak üzere dört çeşit lif bulunmaktadır. Kollajen fibriller, siyah bandların arasında çapraz bağların bulunması ile karakterizedir. Kollajen molekülünün en küçük alt birimi tropokollajendir. Tropokollajenlerin herbiri 1000 aminoasitlik 3 polipeptid zincirinden oluşmaktadır. Sementoblast ve osteoblastlar da kollajen sentezi yapabilirler (Fiorellini ve ark., 2012). Retiküler fibriller; epitel-bağ dokusu, endotel-bağ dokusu ara yüzeylerinde bulunmaktadır. Oksitalan lifler dişetinde nadir görülmektedir, ancak periodontal ligamentte yoğun olarak bulunurlar. Oksitalan liflerin fonksiyonları henüz bilinmemektedir. Elastik lifler yalnızca kan damarları ile ilişkilidir. Alveoaler mukoza ve lamina propriada çok sayıda elastik lif bulunmaktadır. Mukogingival birleşimin koronalinde, dişetinde kan damarlarlıyla ilişkili alanlar dışında elastik fibril bulunmamaktadır. Dişetinde bulunan lifler tip I kollajenden oluşmaktadır. Bu lifler marjinal dişetini sıkıca destekleme, çiğneme sırasında dişetinin dişten uzaklaşmasına engel olma ve serbest marjinal dişetini sement ve komşu yapışık dişeti ile birleştirme görevlerini üstlenmektedir (Fiorellini ve ark., 2012).

Dişetinde bulunan lifler bitiş noktaları ve yönlerine göre dört gruba ayrılmaktadır:

1. Sirküler lifler: Serbest dişetinde ve dişin etrafında yaka şeklinde bulunmaktadır.
2. Dentogingival lifler: Kökün supraalveoler kısmındaki semente gömülüdür. Sementten serbest dişetine pervane şeklinde uzanmaktadır.
3. Dentoperiosteal lifler: Sementin aynı kısmında gömülüdür. Vestibul/lingual kemik kretinde apikal yönde ilerlemektedir. Oapışık dişetinde sonlanmaktadır. Oapışık ve serbest dişetinin birleşim bölgesinde kollajen fibril demetleri bulunmamaktadır. Bu bölgede genellikle serbest dişeti oluğu bulunmaktadır.
4. Transseptal lifler: Supraalveoler sementte bulunmaktadır. İnterdental septum üzerinde bir dişten diğerine uzanmaktadır (Lindhe ve ark., 2008).

Bağ dokusu lifleri fibroblastlar tarafından üretilmektedir. Bağ dokusu hücreleri arasında su, elektrolit, besin ve metabolit iletimi matriks yoluyla gerçekleşmektedir. Matriksin esas yapıtaşı protein-karbohidrat makromolekülleridir. Bu kompleks yapı proteoglikan ve glikoproteinlere bölünmektedir. Proteoglikanlar kovalent bağlarla daha fazla proteine bağlanmalarını sağlayan glikozaminoglikan (GAG) içermektedir. Karbonhidrat komponentini çoğunlukla proteoglikan oluşturmaktadır (Lindhe ve ark., 2008). GAG'lar hyaluronik asit olarak adlandırılır ve proteinlere bağlanmazlar. Glikoproteinler (fibronektin, osteonektin vb.) polisakkarit içerir ve GAG'lardan farklıdır. Protein komponentinin büyük kısmını glikoproteinler oluşturmaktadır. Bağ dokusunun fonksiyonu proteoglikan ve GAG'ların varlığına bağlıdır. GAG'lar büyük, esnek, zincir formunda ve negatif yüklü moleküllerdir. Proteoglikanlar matrikse doğru olan sıvı akışını ve diffüzyonu kontrol ederler. Proteoglikanlar dokunun sıvı içeriği ve ozmotik basıncın devamlılığı için önemlidir. Proteoglikanlar hücre migrasyonunda önemli rol oynamaktadır. Makromoleküller dişetinin esnekliği açısından oldukça önemlidir (Lindhe ve ark., 2008).

Dişetinin keratinizasyonunun çiğneme sırasında meydana gelen sürtünmelere karşı oluştuğu belirtilmiştir. Alveoler mukoza ile dişetinin yerleri değiştirilerek süturlandığında, dişetinin keratinize özelliğini ve alveoler mukozanın da non-keratinize özelliğini koruduğu gözlenmiştir (Lindhe ve ark., 2008). Hızlı turnover (devir) oranı nedeniyle, dişeti bağ dokusu iyi derecede iyileşme ve rejeneratif kapasiteye sahiptir. Dişeti vücutta en kolay iyileşen ve cerrahiden sonra en az skar dokusu oluşan dokulardan biridir. Ancak dişeti bağ dokusunun tamir kapasitesi periodontal ligament ve epitelyal dokularınki kadar iyi değildir (Fiorellini ve ark., 2012).

2.2. Mukogingival Problemler ve Tedavileri

Mukogingival terimi; mukogingival bağlantı ve onunla ilişkili olan dişeti, alveoler mukoza, frenulum, kas ataşmanları, vestibuler forniks ve ağız tabanını ifade etmektedir (Pini Prato, 1999). Dişeti ve alveoler mukoza deformiteleri, mukogingival problemler olarak tanımlanmaktadır. Mukogingival deformitelerin varlığı hastaları estetik ve fonksiyon açısından olumsuz etkilemektedir. Dişeti ve alveoler mukoza deformitelerini tek bir tanım altında toplamak oldukça güçtür. Bu nedenle mukogingival deformiteler Pini Prato (1999) tarafından konjenital, gelişimsel ve kazanılmış defektler olarak değerlendirilmiştir. Mukogingival deformiteler doğal dişlerde, implantlarda ve dişsiz bölgelerde gözlenebilmektedir. Periodontolojide mukogingival cerrahi ve cerrahi müdahaleler devri, periodontal dokuların sağlığı ve stabilitesi için minimal keratinize dişeti genişliğinin gerekli olduğu görüşüne dayanarak başlamıştır (Ochsenbein, 1960; Friedman ve Levine, 1964; Sullivan ve Atkins, 1969; Carranza ve Carraro, 1970; Hall, 1981; Matter, 1982;). Keratinize dişeti genişliğinin en az 1 mm ile 3 mm arasında olması gerektiği belirtilmiştir (Corn, 1962; Bowers, 1963; Lang ve Löe, 1972). Keratinize dişetinin çiğneme esnasında oluşan fiziksel etkilere maruz kaldığı ve dişlerin çevresindeki dokuların fonksiyonel gereksinimlerine adapte olduğu belirtilmektedir (Ivancie, 1957; Bradley ve ark., 1959; Pfeifer, 1963). "Mukogingival hastalıkların tedavisi" terimi 1996 yılında Amerikan Periodontoloji Akademisi tarafından değiştirilerek daha geniş bir endikasyona sahip olan "periodontal plastik cerrahi" terimini kulanılmaya başlanmıştır (Wennström, 1996b).

Periodontal plastik cerrahinin kapsamı:

1. Periodontal plastik düzeltmeler
2. Kron boyu uzatılması
3. Kret yükseltilmesi
4. Estetik cerrahi düzeltmeler
5. Açık kök yüzeylerinin kapatılması
6. Papil rekonstrüksüyonu
7. İmplant etrafındaki estetik cerrahi düzeltmeler
8. Sürmemiş dişlerin, ortodontik tedavi için açığa çıkarılması (Takei ve ark., 2012).

2.3. Dişeti Çekilmesi

Serbest dişeti kenarının mine-sement sınırının apikaline göç etmesi neticesinde klinik olarak kök yüzeyinin açığa çıkmasına, dişeti çekilmesi adı verilmektedir (American Academy of Periodontology, 2001). Amerikan Periodontoloji Akademisi tarafından dişeti çekilmesinin "marjinal dokunun mine-sement sınırının apikalinde yer alması" olarak tanımlanması ve çekilmenin apikalindeki dokunun her zaman dişeti olmayıp, alveoler mukoza da olabileceği düşüncesinden yola çıkılarak "dişeti çekilmesi" yerine "yumuşak doku çekilmesi" ya da "marjinal doku çekilmesi" ifadelerinin kullanımı önerilmiştir (Wennström, 1996b).

2.3.1. Dişeti çekilmesinin etiyolojisi

Dişeti çekilmesinin başlamasında ve ilerlemesinde çeşitli faktörler rol oynamaktadır (Löe ve ark., 1992). Bu nedenle dişeti çekilmesi etiyolojisinin multifaktöriyel olduğu birçok çalışma ile açıklanmıştır (Lang ve Löe, 1972; Baker ve Seymour, 1976; Löe ve ark., 1986; Khocht ve ark., 1993; Albandar ve Kingman, 1994; Toker ve Ozdemir, 2009). Tugnait ve Clerehugh (2001), dişeti çekilmesinin etiyolojisini patolojik olmayan alveoler kemik kaybıyla ilişkili ve patolojik kemik kaybıyla ilişkili olan çekilmeler olarak iki ana başlık altında toplamıştır:

1. Patolojik olmayan alveoler kemik kaybıyla ilişkili çekilmelere neden olan faktörler:

   a. Anatomi

   b. Diş pozisyonu

   c. Ortodontik diş hareketi

   d. Mekanik travma

   d.1. Hatalı diş fırçalama

   d.2. Keratinize dişeti yüksekliği ve kalınlığı

   d.3. Parsiyel protezler

   d.4. Malokluzyonla ilişkili direkt travma

   d.5. Kimyasal travma

   e. Lokal plak retansiyonu etkileyen faktörler

   e.1. Oüksek frenulum ve kas ataçmanları

   e.2. Restoratif dişhekimliği

   e.3. Diştaşı

2. Patolojik alveoler kemik kaybıyla ilişkili çekilmelere neden olan faktörler:

   a. Periodontal hastalık

   b. Sigara

Literatürdeki dişeti çekilmesinin nedenleri ile ilgili çalışmalar incelendiğinde; 298 birey üzerinde yapılan bir çalışmada, küçük azılardaki dişeti çekilmelerinin daha çok fırça travmasına, büyük azılarda ise diştaşı birikimine bağlı olarak oluştuğu rapor edilmiştir (Joshipura ve ark., 1994). Epitelyal ataşman ve bağ dokusu ataşmanının birlikte oluşturduğu, epitelin dişler ile perfore olduğu alanda vücut için bir uyum mekanizması olarak değerlendirilen biyolojik genişliğin çeşitli restorasyonlarla ihlâl edilmesi sonucunda sıklıkla dişeti çekilmesi görüldüğü belirtilmektedir (Valderhaug, 1980).

2.3.2. Dişeti çekilmesi nedeniyle oluşan problemler

Dişeti çekilmesi bulunan hastalarda çeşitli şikayetler, belirti ve semptomlar görülmektedir:

1. Ağrı (servikal dentin hassasiyeti)
2. Dişlerini kaybetme korkusu
3. Estetik kaygı
4. Mikrobiyal dental plak retansiyonu ve dişeti kanaması
5. Kök yüzeyi çürüğü
6. Abrazyon (Tugnait ve Clerehugh, 2001; McGuire ve ark., 2014).

Dişeti çekilmesi sonucu, pulpa ile bağlantılı olan dentin tübülleri açığa çıkmaktadır ve dişte ağrı meydana gelmektedir (Tugnait ve Clerehugh, 2001). Ayrıca dişeti çekilmesi servikal dentin hassasiyeti, ağrı ve fırçalamada zorlanmaya neden olmaktadır. Kök yüzeylerinin temizlenememesi sonucu sement yüzeyinde meydana gelen değişiklikler nedeniyle kök çürüğü oluşum riski artmaktadır (Goldstein ve ark., 2002; Alkan ve ark., 2006).

2.3.3. Dişeti çekilmesinin epidemiyolojisi

Oaşlanmayla birlikte dişeti çekilmesi miktarında artış görülmektedir (Löe ve ark., 1986; Khocht ve ark., 1993; Albandar ve Kingman, 1994). Dişeti çekilmesi erkeklerde kadınlara göre (Toker ve Ozdemir, 2009) ve üst çenede alt çeneye göre daha sık gözlenmektedir (Joshipura ve ark., 1994). Sağ elini kullanan bireylerde sol tarafta, sol elini kullananlarda ise sağ tarafta daha yüksek oranda dişeti çekilmesi rapor edilmiştir (Sangnes ve Gjermo, 1976).

Norveçli 565 ve Sri Lankalı 480 birey üzerinde yapılan parelel longitudinal bir çalışmada, 15 ile 50 yaş arasındaki bireylerin dişeti çekilmesi prevelansı değerlendirilmiştir. Oirmili yaşlarındaki Norveçlilerin %60'ından fazlasında dişeti çekilmesi görülürken, 30'lu yaşlardaki bireylerin %70'inden fazlasında, 50'li yaşlardaki bireylerin %90'ından fazlasında dişeti çekilmesi gözlendiği belirtilmiştir. Dişeti çekilmelerinin bukkal yüzeylerde daha sık gözlendiği rapor edilmiştir. Oral hijyen alışkanlığı bulunmayan Sri Lankalı çay işçilerinde dişeti çekilmesi gözlenme oranı 20'li yaşlarda %30'un üzerinde iken, 30'lu yaşlarda %90, 40'lı yaşlarda ise bu oranın %100 olduğu belirtilmiştir (Löe ve ark., 1992).

Türkiye'de 2009 yapılan bir çalışma 831 bireyi kapsamıştır. Hastalarda dişeti çekilmesi, dental plak, diştaşı, sigara tüketimi, diş fırçalama sıklığı, travmatik diş fırçalama ve yüksek frenulum bağlantısı olup olmadığı değerlendirilmiştir. Çalışmanın sonucunda dişeti çekilmesi prevelansının Türk popülasyonunda %78.2 olduğu belirtilmiştir. Bireylerin %17.4'ünde bukkalde yaklaşık 1-2 mm çekilme görüldüğü kaydedilmiştir. Erkeklerde (n=294) dişeti çekilmesi bölge sayısı, kadınlara (n=537) göre istatistiksel olarak anlamlı derecede fazla bulunmuştur. Maksiller dişlerdeki diştaşı ve plak seviyelerinin mandibuler dişlere göre istatistiksel olarak anlamlı derecede daha az olduğu rapor edilmiştir. Çoklu regresyon analizinde yaş, sigara içme süresi, travmatik diş fırçalama ve yüksek frenulumun dişeti çekilmesinin artmasına neden olduğu gösterilmiştir. Çalışmanın sonunda dişeti çekilmesi gözlenme seviyesinin Türk popülasyonunda yüksek olmasının dental plak ve diştaşı, cinsiyet, sigara içme süresi, diş fırçalama sıklığı, travmatik diş fırçalama ve yüksek frenulum ile ilişkisinin anlamlı olduğu belirtilmiştir (Toker ve Ozdemir, 2009).

Türkiye'de 2012 yılında 1169 hasta üzerinde yapılan bir diğer çalışmada, hastaların dentin hassasiyetleri değerlendirilmiştir. Hastaların %7.61'inde dentin hassasiyeti olduğu belirtilmiştir. Dentin hassasiyeti görülen 356 dişin 341'inde (%95.7) bukkal dişeti çekilmesi bulunduğu kaydedilmiştir. Dişeti çekilmelerinin

%89.9'unun 1 ile 3 mm arasında değişen derinlikte dişeti çekilmesi olduğu saptanmıştır (Çolak ve ark., 2012).

2.3.4. Dişeti çekilmesinin sınıflandırılması

Periodontolojide dişeti çekilmelerini sınıflandırmak amacıyla çok sayıda sistem geliştirilmiştir. Sullivan ve Atkins; dişeti çekilmelerini sığ-dar, sığ-geniş, derin-dar ve derin-geniş olarak 4 gruba ayırmıştır (Sullivan ve Atkins, 1968a).

Nordland ve Tarnow (1998), kök kapanmasında mevcut papil miktarının önemli bir kriter olduğunu düşünerek farklı bir sınıflandırma yapmıştır. Bu sınıflandırmada;

- Normal: Gingival embraşuru tamamen dolduran dişeti papili mevcuttur.
- Sınıf I: Papil tepesi, dişlerin kontak noktası ile interproksimal mine-sement birleşiminin en koronal noktası arasında yer almaktadır.
- Sınıf II: Papil tepesi, interproksimal mine-sement birleşiminde veya biraz apikalinde ama fasiyal mine-sement birleşiminin daha koronalinde yer almaktadır.
- Sınıf III: Papil tepesi, fasiyal mine-sement birleşiminde veya daha apikalinde yer almaktadır.

Miller (1985a) ise dişeti çekilmelerini dört sınıfa ayırmıştır ve daha detaylı bir sınıflandırma yapmıştır;

- Sınıf I: Dişeti çekilmesi mukogingival birleşime ulaşmaz, interdental bölgede kemik ve yumuşak doku kaybı yoktur. Tedavi sonrası %100 kök yüzeyi kapanması beklenmektedir.
- Sınıf II: Dişeti çekilmesi mukogingival birleşime ulaşmakta veya aşmaktadır. İnterdental alanda kemik ve yumuşak doku kaybı yoktur. Tedavi sonrası %100 kök yüzeyi kapanması olabilir.

- Sınıf III: Mukogingival birleşime ulaşan veya birleşimi aşan dişeti çekilmesi mevcuttur. İnterdental alanda kemik ve yumuşak doku kaybı vardır. Kısmi kök yüzeyi kapanması sağlanabileceği tahmin edilmektedir.
- Sınıf IV: Mukogingival birleşime ulaşan veya birleşimi aşan dişeti çekilmesi mevcuttur. İnterdental alanda şiddetli kemik ve yumuşak doku kaybı vardır. Kök yüzeyi kapatılma oranının düşük olabileceği belirtilmiştir.

Miller sınıflaması periodontolojide en sık kullanılan dişeti çekilmesi sınıflandırma yöntemidir ancak bu sınıflamada bazı eksiklikler olduğu belirtilmiştir. Örneğin; palatinal bölgede mukogingival birleşimin bulunmaması nedeniyle bu bölgedeki dişeti çekilmeleri Miller'e göre sınıflandırılamamaktadır. Aynı şekilde interdental alanda yumuşak ve sert doku kaybı bulunan ancak mukogingival birleşime ulaşmayan çekilmeler de sınıflandırılamamaktadır (Pini-Prato, 2011). Bu eksikliklerin giderilmesi amacıyla farklı sınıflandırma yöntemleri kullanılmış ancak bu sınıflandırmalar hala Miller sınıflaması kadar kabul görmemektedir (Kumar ve Masamatti, 2013; Mahajan ve ark., 2014).

2.3.5. Dişeti çekilmesinin tedavisi

Dişeti çekilmeleri, kök yüzeyi açık olduğunda ortaya çıkan servikal dentin hassasiyeti, kök yüzeyi çürüğü ve plak birikimi gibi potansiyel problemlerin elimine edilmesi amacıyla tedavi edilmektedir (Tugnait ve Clerehugh, 2001; Wennström ve ark., 2008). Açık kök yüzeyinin kapatılması amacıyla çok sayıda tedavi yöntemi geliştirilmiştir. Bu teknikler arasında laterale kaydırılan flep (LKF), koronale kaydırılan flep (KKF), çift papil flep (ÇPF), semilunar koronale kaydırılan flep (SKKF), serbest dişeti grefti teknigi (SDG), subepitelyal bağ dokusu grefti (SBDG), yönlendirilmiş doku rejenerasyonu (ODR) ve aselüler dermal matriks (ADM) sayılabilir (American Academy of Periodontology, 2005).

Periodontal doku mühendisliğinin amaçları; kemik rejenerasyonunun sağlanması, büyüme faktörleri, hormonlar ya da ekstraselüler hücre matriks proteinlerinin stimule edilmesi, hücre büyümesi, hücre proliferasyonunun manüplasyonu, rejenerasyon sahasına komşu olan dokunun hareketsizleştirilmesi ve kök yüzeyi modifikasyonunu içermektedir (Mariotti, 2003). Bu amaçla mine matriks protein türevleri, farklı tekniklerle birlikte dişeti çekilmelerinin tedavisinde kullanılmaktadır.

2.3.5.1. Laterale kaydırılan flep (LKF)

Lokalize dişeti çekilmelerinin bulunduğu vakalarda, açık kök yüzeyinin kapatılması amacıyla komşu diş yüzeyindeki keratinize dişeti lateral yönde kaydırılmaktadır. Bu flep tekniği Grupe ve Warren (1956) tarafından geliştirilmiştir. LKF tekniğinin kullanılabilmesi için laterale kaydırılacak dişetinin yeterli kalınlık ve genişlikte olması gerekmektedir. Bu yöntemin açık kök yüzeylerinin kapatılmasında ve keratinize dişeti genişliğinin artırılmasında güvenilir olduğu belirtilmektedir. Bununla birlikte meziodistal olarak dar olan dişeti çekilmelerinin tedavisinde, geniş olanlara göre daha uygun olduğu gözlenmektedir. Altı yıl takip edilen, Miller sınıf III dişeti çekilmesi bulunan molar dişlerde dahi başarılı sonuçların elde edilebildiği rapor edilmiştir (Noorudeen ve ark., 2013).

2.3.5.2. Koronale kaydırılan flep (KKF)

KKF tekniğinde kök yüzeyi düzleştirmesini takiben, dişeti çekilmesinin bulunduğu bölgenin meziyal ve distalinden vertikal insizyonlar atılmaktadır. Flep koronal yönde serbestleştirilerek dişeti çekilmesini örtecek şekilde sabitlenmektedir (Bernimoulin, 1973).

KKF tekniğinin bir modifikasyonu, Zuchelli ve De Sanctis (2000) tarafından tanımlanmıştır. Bu flep dizaynında KKF'de rutin olarak kullanılan vertikal insizyonlar kullanılmamaktadır. Vaka serisinde 73 defekt tedavi edilmiş ve defektlerin %73'ünde tam kök yüzeyi kapanması sağlandığı belirtilmiştir. KKF tekniğinin bu modifikasyonunun açık kök yüzeylerinin kapatılmasında etkili bir yöntem olduğu rapor edilmiştir.

KKF tekniğinin SBDG, ODR, mine matriks proteinleri, ADM ile kombine edildiği çok sayıda çalışma bulunmaktadır (Roccuzzo ve ark., 2002; Harris, 2002b; Alkan ve Parlar, 2013).

2.3.5.3. Çift papil flep (ÇPF)

Bu teknik ilk olarak Cohen ve Ross tarafından (1968) tanımlanmıştır. ÇPF'de atılan vertikal insizyonları takiben açık kök yüzeyinin mezial ve distalindeki dokular kök yüzeyi üzerinde birleştirilmektedir. Dişeti çekilmesine komşu her iki papilin yeterli doku genişliğine ve hacmine sahip olduğu durumlarda ÇPF tekniği önerilmektedir.

2.3.5.4. Semilunar koronale kaydırılan flep (SKKF)

SKKF, Tarnow (1986) tarafından açıklanan modifiye bir koronale kaydırma flep tekniğidir. Oarım ay şeklinde mukogingival birleşime atılan bir insizyon ve bu insizyonun dişeti altından sulkustaki bir insizyonla birleştirilmesi sonucu aralanan bir flepten oluşmaktadır. Flep periodontal pat yardımıyla koronal yönde kaydırılmaktadır.

2.3.5.5. Serbest dişeti grefti (SDG)

SDG, açık kök yüzeylerinin kapatılması amacıyla ilk olarak Miller tarafından tanımlanmıştır (Miller, 1985b). Bu teknikte kök yüzeyi düzleştirmesi işlemini takiben papillere horizontal ve vertikal insizyonlar atılmaktadır. Daha sonra defekte komşu dişetleri deepitelize edilmektedir. Alıcı saha, defektin apikalindeki mukoza ise yarım kalınlık diseksiyon ile bölgeden uzaklaştırılarak hazırlanmaktadır. Verici sahadan alınan greft ise kök yüzeyini kapatacak biçimde bölgeye süture edilmektedir. Damaktan ve dişetinden alınan greftin yerleştirildiği bölgede kendi özelliğini koruduğu gösterilmiştir. SDG'de cerrahi sonucun öngörülebilir olması, tekniğin kolaylığı ve birden fazla diş grubunu içeren geniş operasyon alanlarında uygulanabilmesi nedeniyle yapışık dişeti bandını arttırmada SDG altın standart olarak kabul edilmektedir (Sullivan ve Atkins, 1968b; Andrade ve ark., 2010).

Hall ve Lundergan (1993) yapışık dişeti bandını arttırma kararı verilirken yalnızca bandın genişliğinin değerlendirilmesinin yeterli olmadığını, hastaya ve bölgeye ait pek çok faktörün karar vermede etkili olacağını, SDG uygulanması konusunda kararı bu faktörleri değerlendirerek hekimin vermesi gerektiğini belirtmiştir.

2.3.5.6. Subepitelyal bağ dokusu grefti (SBDG)

1980 yılında kret yükseltilmesi prosedürü olarak tarif edilen SBDG tekniği, 1982 yılında kök yüzeyi örtülmesinde kullanılmaya başlanmıştır (Langer ve Calagna, 1980, 1982). Literatürde, birbirine göre farklı avantajları olan, ancak her birinin iki yönlü kan desteğine sahip olduğu farklı bağ dokusu grefti teknikleri tarif edilmiştir (Langer ve Calagna, 1980, 1982; Allen, 1994a, 1994b; Zabalegui ve ark., 1999; Sayar ve ark., 2013). KPF ile birlikte uygulanan SBDG'nin açık kök yüzeylerinin kapatılmasında etkili bir yöntem olduğu çok sayıda çalışma tarafından desteklenmektedir (Roccuzzo ve ark., 2002; Harris, 2002a; Oates ve ark., 2003; Da Silva ve ark., 2004; Chambrone ve ark., 2008; Chambrone ve ark., 2012; Hofmanner ve ark., 2012; Rossberg ve ark., 2008). Bu nedenle KPF ile birlikte uygulanan SBDG açık kök yüzeylerinin kapatılmasında altın standart olarak değerlendirilmektedir. Ancak bu tekniğin greft elde edilmesi için ek cerrahi alana ihtiyaç duyulması ve alınan greft boyutlarının sınırlı olması gibi dezavantajları bulunmaktadır (Griffin ve ark., 2006). Dişeti çekilmelerinin tedavisinde, kayıp olan ataşman aparatının rejenerasyonunda bu tekniğin de sınırlı kaldığı belirtilmektedir. Ataşman aparatının rejenerasyonu yerine bağ dokusuna komşu kök yüzeyine adapte olduğu veya uzun birleşim epiteli şeklinde bir iyileşme meydana geldiği rapor edilmektedir (Harris, 1999; Goldstein ve ark., 2001). Oumuşak doku greftleri, perioplastik cerrahi ve implant cerrahisinde doku hacminin artırılması gibi işlemlerde önemlidir. Otojen SBDG yumuşak doku kalınlığının artırılmasında, çekilme tedavilerinde, alveol kretin korunmasında (ridge preservation) ve papil rekonstrüksiyonunda sıklıkla kullanılmaktadır (Zuhr ve ark., 2014a).

Greftleri farklı geometrik şekillerde alabilmek için, anterior palatinal ve tüber bölgesini de içeren posterior palatinal bölgeler verici saha olarak kullanılabilmektedir (Zuhr, ve ark., 2014a).

SDG keratinize dişeti kalınlığını arttırmaktadır ancak niceliksel (hacim) ve niteliksel (estetik uyum, yüzey, renk farklılığı ve skar dokusu oluşumu) limitasyonları bulunmaktadır. Daha iyi alternatiflerin aranması sırasında SBDG'nin estetik sonuçlarınının öngörülebilirliğinin daha fazla olduğu saptanmıştır (Langer ve Langer, 1985; Raetzke, 1985; Allen, 1994a; Zuhr ve ark., 2014a). SBDG üç farklı cerrahi teknik kullanılarak uygulanabilmektedir. Bu teknikler; Langer, zarf ve tünel tekniğidir.

2.3.5.6.1. Langer tekniği

İlk olarak Langer ve Langer (1985) tarafından ortaya konulan bu teknikte, alıcı saha vertikal insizyonlar ve sulkuler insizyonların birleştirilmesi ile oluşturulmaktadır. Bu teknikte flebin yarım kalınlık olarak kaldırılmasını takiben, verici sahadan alınan SBDG bölgeye sabitlenerek flep greftin üzerine yerleştirilmektedir.

2.3.5.6.2. Zarf tekniği

Bu teknik ilk defa Raetzke (1985) tarafından açıklanmıştır. Zarf tekniğinde sulkusun içinden mukogingival birleşime uzanan insizyonlar atılmaktadır. Ancak bu teknikte vertikal insizyon atılmamaktadır. Açılan flebin içerisine verici sahadan elde edilen SBDG yerleştirilmektedir. Bu flep dizaynı sayesinde operasyon bölgesindeki kan ve lenf dolaşımı korunmaktadır. Zarf tekniği Müller ve ark. (1999) tarafından vertikal insizyon da eklenerek modifiye edilmiştir.

2.3.5.6.3. Tünel tekniği

İlk olarak Allen (1994a) tarafından yılında açıklanan tünel tekniğini Zabalegui ve ark. (1999) tarafından tanımlamıştır. Tünel tekniğinde vertikal insizyonlar atılmadan sulkustan başlayan insizyonlar birleştirilmektedir. Flebin aralanması ile oluşan boşluğa SBDG yerleştirilmektedir. Tıpkı zarf tekniğinde olduğu gibi greftin beslenmesi için dolaşımın korunması amaçlanmaktadır.

2.3.5.7. Yönlendirilmiş doku rejenerasyonu (YDR)

Açık kök yüzeylerinin örtülmesinde, ODR prensipleri rezorbe olan ve olmayan membranlar kullanılarak gerçekleştirilmektedir. Membranlar uygun yere dikildikten sonra, üzeri KKF ile örtülmektedir. Periodontal ligament ve kemik rejenerasyonu sağlayabilmesi, doku almak için ikinci bir cerrahi bölgeye ihtiyaç duyulmaması bu tekniğin avantajlarıdır (Trombelli ve ark., 1994; Harris, 2002b; Kimble ve ark., 2004).

Dişeti çekilmelerinin ODR tekniği ile tedavisine yönelik ilk çalışma Gottlow ve ark. (1990) tarafından yapılmıştır. Maymun denekler üzerinde yapılan çalışmada genişletilmiş politetrafloroetilen (ePTFE) membranlar ile kök yüzeyleri kapatılmaya çalışılmış ve membran kullanılan test grubunda istatistiksel olarak anlamlı kapanma yüzdesi elde edilmiştir.

İnsanlar üzerinde dişeti çekilmelerinde ODR ilk defa Pini Prato ve ark. (1992) tarafından kullanılmıştır. Bu yöntemin tercih edilmesindeki asıl amaç verici sahadaki komplikasyonların azaltılmasıdır. Çalışmanın sonucunda, derin çekilme defektlerinde, mukogingival cerrahi tedaviye göre membran prosedüründe daha iyi sonuçlar elde edildiği belirtilmiştir.

Harris (2002b) tarafından açık kök yüzeylerinin kapatılmasında ODR'nin uzun dönemli sonuçlarını açıklamak için yapılan bir çalışmada, tedavi sonrası 6. ayda kök yüzeyi kapanma oranı %92.3 iken, tedaviden ortalama 25 ay sonra bu oranın %58.8'e düştüğü belirtilmiştir.

2.3.5.8. Aselüler dermal matriks (ADM)

ADM allogreftleri, insan epitel ve bağ dokusu hücrelerinin elimine edilmesini takiben greftin dondurulup kurutulması ile elde edilmektedir (Henderson ve ark., 2001). İlk defa Dodge tarafından açıklanan ADM çoklu dişeti çekilmelerinde ikinci bir cerrahi alana gerek duyulmaması bakımından avantajlı bir yöntem olarak değerlendirilmektedir. Bu tekniğin kullanımı sırasında ADM'nin üzeri flep koronale doğru kaydırılarak kapatılmaktadır (Dodge ve ark., 1998, 2000).

ADM tedavisi sonrasında sonuçların stabil olduğunu gösteren kontrollü çalışmalar mevcut olmasına rağmen, hala uzun süreli takip çalışmalarına ihtiyaç duyulmaktadır (Paolantonio ve ark., 2002; Tal ve ark., 2002).

2.3.5.9. Mine matriks protein türevleri (Emdogain)

Mine matriks protein türevlerinin %90'ı amelogeninlerden oluşmaktadır (Huang ve ark., 2005). Amelogenin, mine matriks protein türevlerinin biyolojik aktivitesinden sorumlu olan bir proteindir (Chong ve ark., 2006). Mine matriks protein türevlerinin sement gelişimindeki ana rolünden dolayı periodontal dokuların rejenerasyonunu indükleyebileceği düşünülmektedir. Oapılan birçok klinik çalışma, mine matriks protein türevlerinin rejeneratif bir materyal olduğunu desteklemektedir (Sculean ve ark., 2003; Henriques ve ark., 2010). Histolojik çalışmalarda mine matriks protein türevlerinin kök yüzeyine uygulanmasının yeni kemik, yeni periodontal ligament ve yeni hücresiz sement oluşumunu sağladığı gösterilmiştir (Sculean ve ark., 2003; Henriques ve ark., 2010).

Mine matriks protein türevleri piyasaya ilk sürüldüğünde dondurulmuş-kurutulmuş bir formda iken daha sonra kullanım kolaylığı sağlamak amacıyla enjektör içerisinde viskoz formda üretilmiştir. Klinik uygulamalarda öncelikle etilen diamintetraasetik asit (EDTA) ile asitleme işlemi yapılarak dentin ya da sement yüzeyinde smear tabakası ve kollajenin uzaklaştırılarak biyouyumu daha yüksek bir yüzey oluşturulmaktadır (Blomlöf ve Lindskog, 1995). Asit uygulamasını takiben uygulanan mine matriks protein türevleri, mezenkimal hücreler tarafından çözünmez bir matriks oluşturmaktadır. Epitel hücrelerinin baskılanması neticesinde bu hücreler yara bölgesine ulaşamamaktadır. Bu şekilde doğal gelişimin taklit edilmesiyle periodontal dokuların yeniden oluşumu indüklenmektedir (Gestrelius ve ark., 1997; Hammarström ve ark., 1997).

Dişeti çekilmelerinin tedavisinde kullanılan bir prosedür de mine matriks protein türevlerinin farklı periodontal cerrahi operasyonları ile birleştirilip uygulanmalarıdır. Miller sınıf I ve II dişeti çekilmelerinde, mine matriks protein türevlerinin KKF ile kombine olarak kullanıldığı bir çalışmada, mine matriks protein türevi kullanılan grup, KKF ve SBDG ile tedavi edilen grup ile karşılatırılmıştır. Çalışmaya katılan hastalar 10 yıl süre ile takip edilmiştir. On yıl sonrasında elde edilen veriler ile bir yıllık veriler karşılaştırıldığında tedavi sonuçlarının stabil olduğu rapor edilmiştir. Her iki yöntemin de dişeti çekilmesinin tedavisinde etkili olduğu belirtilmiştir (McGuire ve ark., 2012).

Hertwig epitel kınından köken alan mineyle ilişkili proteinler kök gelişimi esnasında hücresiz sement oluşumunda rol almaktadır. Bu proteinler embriyogenez süresinde periodontal ligament ve alveol kemiği yapımında da görev almaktadır. Bu bilgilerden yola çıkarak, haricen üretilen mine matriks proteinlerinin de buna benzer şekilde görev yapabileceği düşünülmektedir (Oringer, 2002).

Maycock ve ark. (2002), mine matriks protein türevlerinin etki mekanizmasındaki ana rolün amelogenin içeriğine bağlı olduğunu belirtmektedir. Aynı zamanda metaloendoproteaz ve serin proteazların aktiviteleri mine matriks protein türevleri varlığında meydana gelmektedir. Bu proteolitik aktivitenin de materyalin rejeneratif özellik göstermesinde katkısının olduğu belirtilmektedir.

Nemcovsky ve ark. (2004), keratinize doku genişliğinin arttırılması ve açık kök yüzeylerinin örtülmesinde kullanılan SBDG tekniğinde, KKF ile birlikte mine matriks protein türevleri uygulamasına göre daha olumlu sonuçların elde edildiğini belirtmiştir. Aynı çalışmada keratinize doku miktarını artırmak öncelikli amaç olmadığı takdirde hasta konforu açısından mine matriks türevi uygulamasının tercih edilebileceğini ifade edilmiştir.

Kemik içi defektlerde minimal invaziv cerrahi teknik ve mine matriks proteinlerinin kullanıldığı bir çalışmada, mine matriks protein türevleri kullanımının klinik iyileşmeyi olumlu yönde etkilediği belirtilmiştir (Cortellini ve Tonetti, 2007).

2.4. Mikrocerrahi

2.4.1. Mikrocerrahinin ve mikroskopların tarihçesi

Mikrocerrahi, optik büyütme vasıtasıyla daha küçük aletler ve dikiş malzemeleri kullanılarak yapılan cerrahi işlemlerin genel ismidir (Çakar, 2013). Tıp alanındaki gelişmelerle birlikte mikrocerrahi ile tedavi kabul görmeye başlamıştır (Satyanarayana ve ark., 2011). Bu gelişmeler 1970'li yılların başlarında ortaya çıkan mikrocerrahinin doğal evrimi olarak kabul edilmektedir. Günümüzde mikrocerrahi kol ve bacak replantasyonundan koroner arter bypass cerrahisine kadar pek çok alanda kullanılmaktadır. Mikrocerrahi bağımsız bir disiplin olmayıp farklı cerrahi alanlarda uygulanan bir tekniktir (Belcher, 2001).

Operasyon mikroskobu ilk olarak 19. Oüzyılda oftalmoloji alanında kullanılmıştır. Amsterdam Merchant Anton van Leeuwenhook 1964 yılında ilk bileşik lensli mikroskobu üretmiştir. 1921 yılında, Carl Nylen ilk olarak kulak cerrahisinde binoküler mikroskobu kullanmıştır (Shanelec ve Tibbetts, 2011). Diş hekimliğinde mikroskop ilk defa Apotheker ve Jako tarafından kullanılmıştır. Operasyon mikroskobu kullanılmasındaki amaç; daha az yara yüzeyi oluşturmak, daha küçük flep kaldırmak ve periodontal cerrahide yumuşak/sert dokulara daha hassas işlemler yapmaktır (Tibbetts ve Shanelec, 1994; Tibbetts ve Shanelec, 1998).

2.4.2. Diş hekimliğinde kullanılan büyütme sistemleri

Diş hekimliğinde luplar ve operasyon mikroskoplarını içeren, basit ve karmaşık büyütme sistemleri kullanılmaktadır (Owen, 1971).

2.4.2.1. Luplar

Luplar diş hekimliğinde sık kullanılan optik büyütme sistemleridir. İki çeşit lup diş hekimliğinde kullanılmaktadır. Bunlar, birleşik (compound) ve prizma luplardır.

Bileşik luplar, birbirine bağlı iki camdan oluşmaktadır. Prizma luplar Schnmidt ya da çeşitli ayna yansımalarıyla ışığın yolunu uzatan çatı prizmadan oluşmaktadır. Bu tip luplardan daha iyi büyütme elde etmek için cerrahi mikroskopların kullanılması gerekmektedir. Lup ile elde edilen büyütme 1.5 ile 10 kat arasında değişmektedir. Periodontal mikrocerrahi için 4 kattan az büyütme kullanmanın uygun olmadığı belirtilmektedir (Tibbetts ve Shanelec, 2009).

2.4.2.2. Operasyon mikroskopları

Operasyon mikroskopları kullanılarak çalışma sahasının büyütülmesi ve aydınlatılmasının, görme keskinliğini arttırdığı belirtmektedir. Mikrocerrahi aletlerin kullanılması ile daha kesin, atravmatik yumuşak ve sert doku manüplasyonunun mümkün olduğu rapor edilmektedir. Operasyon mikroskoplarıyla çalışmak gereksiz doku kaldırılmasını engellemekte, defektin debridmanını ve kök yüzeyi düzleştirmesini uygun hale getirmekte, vaskülarizasyonu artırmakta ve primer yara kapanmasını sağlamaktadır (Shanelec ve Tibbetts, 1996; Cortellini ve Tonetti, 2001, 2007; Burkhardt ve Lang, 2005; Francetti ve ark., 2005;).

2.4.2.3. Operasyon mikroskopları ile lupların karşılaştırılması

Araştırmacılar tarafından basit luplardan prizma teleskopik luplara ve son olarak cerrahi mikroskoplara kadar pek çok büyütme sistemi kullanılmaktadır. Farklı büyütme sistemlerinin kendine özgü avantajları ve sınırları bulunmaktadır.

Operasyon mikroskopları, büyütme luplarına göre daha çok yönlü ve daha avantajlıdır. Operasyon mikroskobu, luplardan daha iyi optik büyütme sağlamaktadır. Operasyon mikroskopları luplara göre daha pahalıdır ve başlangıçta kullanımları zordur. Büyütme değiştirici ve dürbün görüntüleme sistemleriyle, büyütme lupları mikroskop ile kombine edilmiştir. Büyütme 2.5 ile 20 kat arasındadır. Operasyon mikroskoplarının en büyük avantajı Galilean sistemini kullanarak parelel görüşü sağlamasıdır (Tibbetts ve Shanelec, 2009).

2.4.3. Periodontal mikrocerrahinin avantajları ve dezavantajları

Ağız içinde uygulanan cerrahi işlemlerde yumuşak doku iyileşmesinin estetik ve fonksiyonu sağlayacak şekilde olması büyük önem taşımaktadır. Bu sebeple cerrahi işlemler planlanırken flep tasarımı, flebin açılması ve dikiş yönteminin seçimine dikkat edilmesi gerekmektedir (Siervo, 2008). Periodontal tedavinin amacı mümkün olduğu kadar az travma ile dokunun iyileşmesinin sağlanması olduğu için periodontal cerrahi işlemler ve diğer cerrahi işlemlerde yara kenarlarının primer kapatılması tercih edilmektedir (Önerci ve Haberal, 2001; Tibbetts ve Shanelec, 2009). Primer yara iyileşmesinde, flep kenarlarının anatomik pozisyonuna tekrar yerleştirilmesi dikiş materyalleri ya da fibrin yapıştırıcılar aracılığı ile yapılmaktadır (Siervo, 2008). Sekonder iyileşmede yara kenarları açıktır ve iyileşme daha yavaş gerçekleşmektedir. Sekonder iyileşmede daha fazla inflamasyon ve granülasyon dokusu oluşmaktadır. Periodontal mikrocerrahi ile mümkün olduğu kadar az yara yüzeyi oluştuğu için daha hızlı ve konforlu bir iyileşme sunulmaktadır (Tibbetts ve Shanelec, 2009). Periodontal mikrocerrahide işlemin mikroskop veya luplar ile gerçekleştirilmesi iyileşmenin kalitesini artırmaktadır (Çakar, 2013).

Cerrahi mikroskoplar ile operasyon sahasında iyi aydınlatma ve büyütme sağlanmaktadır. Bu gelişmeler dokular üzerinde daha hassas ve daha az travmatik çalışmaya imkan sağlamaktadır (Tibbetts ve Shanelec, 1994; Shanelec ve Tibbetts, 1996).

Dişeti çekilmesi olan dişlerde cerrahi mikroskopların kullanılmasının klinik sonuçları olumlu yönde etkilediği belirtilmektedir (Bittencourt ve ark., 2012). Mikrocerrahi tekniğinin kesinliği, operasyonlarda narin aletlerin kullanılması, yaranın primer olarak kapatılması konsantrasyon ve tecrübe gerektirmektedir (Tibbetts ve Shanelec, 2009). Parmak hareketleri, uzun fleksör ve ekstensör fleksör kaslar tarafından kontrol edilmektedir. Bilek düz bir yüzeyde sabit tutulduğunda, dorsifleksiyon pozisyonda ve platform üzerinde yaklaşık 20 derece açı ile pozisyonlanmaktadır. El titremesi olarak adlandırılan tremorların en az seviyede olması periodontal mikrocerrahi açısından önemlidir.

Tremorların oluşmasında pek çok neden bulunmaktadır. Bu nedenler aşağıda sıralanmıştır:

1. Hipoglisemi
2. İlaç kullanımı
3. Anksiyete
4. Oorgunluk
5. Alkol
6. Sigara
7. Kafein
8. Ağır yemekler (Tibbetts ve Shanelec, 2009).

Tremorun azaltılması için hekimin psikolojik ve fizyolojik olarak rahat olması, hekimin postürünün iyi olması, elinin iyi desteklenmiş olması ve stabil alet tutma pozisyonunda olması gerekmektedir. Periodontal mikrocerrahide en sık kullanılan alet tutma pozisyonları, kalem tutuşu ve internal hassas tutuştur. Kalem tutuşu pozisyonunda, baş parmak, işaret parmağı ve orta parmak tripod oluşturmaktadır. Ön kol hafif supine pozisyonda olmalı, bilek ve dirsek iyi desteklenmelidir. İnternal hassas tutuş ile alet hem kapalı hem açıkken çok iyi kontrol sağlanır. Mikrocerrahın pozisyonu; hasta önünde saat 12 yönünde olmalıdır. Sağ elini kullananlar için en uygun dikiş atma pozisyonu saat 2 ile 7 arasındadır. Sol elini kullananlar içinse en uygun pozisyon saat 4 ile 10 arasıdır. Profosyoneller için mikrocerrahi giderek bir tedavi standardı haline gelmektedir. Tekniğin hassaslığı daha sık tercih edilmesini sağlamaktadır. Mikrocerrahide daha az invaziv ve travmatik çalışıldığı için operasyon sonrası daha hızlı yara iyileşmesi sağlanmaktadır (Tibbetts ve Shanelec, 2009). Büyütme altında çalışmanın da bazı dezavantajları bulunmaktadır.

Magnifikasyon (büyütmenin) dezavantajları aşağıda belirtilmiştir:

1. Görüş alanı sınırlıdır
2. Büyütme arttıkça derinlik kaybı olur
3. Referans noktaları kaybolur
4. Daha fazla zaman gerektirir
5. Fizyolojik tremordan daha fazla etkilenir (Tibbetts ve Shanelec, 2009).

2.4.4. Periodontolojide mikrocerrahinin yeri

Mikrocerrahi teknikler periodontolojide çok sayıda cerrahi operasyonda kullanılmaktadır. Periodontolojide mikrocerrahinin kullanıldığı operasyonlar şunlardır:

1. Periodontal plastik cerrahi
2. ODR
3. Kozmetik restoratif kron boyu yükseltilmesi
4. Gingival augmentasyon prosedürleri
5. Oumuşak ve sert doku kret augmentasyonu
6. Kemik rezeksiyonu
7. Dental implant yerleştirmesi
8. Rezektif cerrahi
9. Kombine rezektif periodontal mikrocerrahi
10. Rejeneratif cerrahi
11. Sinus yükseltilmesi

12. Biyopsi alınması

13. Oumuşak doku transferleri (Tibbetts ve Shanelec, 2009).

Periodontal mikrocerrahi, periodontolojide minimal invaziv cerrahiyi mümkün kılmaktadır. Periodontal mikrocerrahi daha küçük, daha kusursuz insizyonların yapılmasını ve daha az vertikal insizyon atılmasını sağlamaktadır (Tibbetts ve Shanelec, 2009). Küçülen insizyon boyutu direk olarak hastanın operasyon sonrası ağrısının daha az olacağı anlamına gelmektedir. Periodontal mikrocerrahinin avantaj ve dezavantajları aşağıdaki biçimiyle özetlenmiştir.

Periodontal mikrocerrahinin avantajları:

1. Daha az travma
2. Daha az mobilite
3. Daha az hasta korkusu
4. Atravmatik doku idaresi
5. Tam primer yara kapanması
6. Artan diagnostik beceriler
7. Minimal invaziv
8. Artan kozmetik sonuçlar
9. Artan cerrahi kalite
10. Kök yüzeyi debridmanının etkinliğinde artış
11. Daha gelişmiş dökümantasyon

Periodontal mikrocerrahinin dezavantajları:

1. Eğitim gerekliliği (cerrahi teknik ve optikleri anlama)
2. Klinik yeterlilik için uzun alışma periyodu
3. Başlangıçta artan cerrahi süresi
4. Oüksek hasta maliyeti
5. Sınırlı cerrahi giriş (Tibbetts ve Shanelec, 2009).

2.4.5. Periodontal mikrocerrahide kullanılan aletler

Periodontal mikrocerrahi uygulamalarda uygun alet seçimi önemlidir. Birçok üretici firma mikrocerrahi aletler üretmektedir. Ancak genellikle bu aletler vasküler cerrahi ve sinir cerrahisi için tasarlandığından periodontal mikrocerrahiye uygun değildir. Aletler ilk olarak baş parmak, işaret parmağı ve orta parmak ile manipüle edilmektedir. Aletlerin etrafının yuvarlak olması rahat çalışılmayı mümkün kılmaktadır. Sağ elini kullanan kişilerde saat 2 ile saat 7 pozisyonu arası insan vücudunun en iyi performans göstereceği pozisyonlar olarak belirtilmiştir. Aletler yaklaşık 18 cm uzunluğunda olmalı ve operatörün baş parmağı ile işaret parmağı arasında uzanmalıdır. Aletlerin zarar görmesini engellemek için steril konteyner veya tepsi içerisinde saklanmalıdır. Aletlerin uç kısımlarına sterilizasyon ya da taşıma sırasında dokunulmamalıdır (Burkhardt and Lang, 2008). Periodontal mikrocerrahide mikroskop kullanılmasıyla çalışma süresi uzamaktadır. Mikro ve makrocerrahi tekniklerin karşılaştırıldığı Burkhardt ve Lang'ın çalışmasında ise bu hipotez desteklenmemektedir. Sonuç olarak büyütme altında periodontal cerrahi işlemleri uygulamanın herhangi bir kontrendikasyonu bulunmamaktadır. Kullanıcılar, operasyon mikroskopları ile oral kavitede sadece belli bölgelerde kullanım zorluğu yaşadıklarını belirtmişlerdir. Bu durumlarda ise lupların kullanımı önerilmektedir (Burkhardt ve Lang, 2005).

Periodontal mikrocerrahide magnifikasyona ek olarak, travmayı minimalize etmek amacıyla üretilmiş aletlerin kullanılması gerekmektedir. Mikrocerrahi aletlerin önemli bir özelliği primer kapanmayı sağlayabilecek kesin insizyonun yapılmasını mümkün hale getirmeleridir. Bu insizyonlar Castroviejo mikrocerrahi bistürisi ile yüzeye 90 derece açı ile yapılmaktadır. Periodontal mikrocerrahide dikiş materyali olarak 6.0-9.0 sütürlar özel mikrocerrahi portegüleri ile kullanılmaktadır (Cohen, 2007).

Mikrocerrahi dikişinin geometrisi:

1. İğnenin giriş ve çıkış açısı 90 dereceden biraz az olmalıdır

2. Süturun yara kenarlarına uzaklığı, doku kalınlığının 1,5 katı olmalıdır

3. Oaranın kenarlarına süturun giriş ve çıkış mesafesi eşit olmalıdır

4. İğnenin geçişi yaraya dik olmalıdır (Tibbetts and Shanelec, 2009).

Periodontal mikrocerrahide yara ağızlarının biraraya getirilmesi sırasında açıklığın ve ölü alanların en aza indirilmesi sayesinde hastada daha az inflamasyon ve daha az ağrı şikâyeti olduğu belirtilmektedir (Cohen, 2007).

2.5. Mukogingival Yumuşak Doku Ölçüm Yöntemleri

Mukogingival yumuşak doku boyutlarının morfolojik ve ölçümsel olarak değerlendirmesi pek çok disiplinin ilgi alanında bulunmaktadır. Periodontal, restoratif, protetik, ortodontik tedavi veya implant tedavisi sırasında gingival dokularda meydana gelen değişiklikleri ölçmek ve monitorize etmek amacıyla çeşitli yöntemler kullanılmaktadır. Klinikte en sık kullanılan ölçüm yöntemi periodontal sondlamadır. Periodontal tedavinin başarısında pembe estetik gün geçtikçe daha önemli hale gelmektedir. Bu sebeple tedavi sürecinin de monitorize edilmesi önemlidir. Periodontal sondlama ile dişeti çekilmesi, keratinize doku genişliği, yumuşak doku marjininin seviyesi, papilla yüksekliği gibi klinik ölçümler 0.5 mm' ye yakın bir kesinlikle yapılabilmektedir. Periodontal sondlama kolay bir yöntemdir ancak bu yöntemle üç boyutlu ölçümler elde edilememektedir (Ronay ve ark., 2011). Periodontal sondlama, tekrarlanabilir oral fotoğraflar (Weinländer ve ark., 2009), radyolojik olarak yumuşak dokuların belirlenmesi (Alpiste-Illueca, 2004) gibi dişeti konturlarının ve morfolojisinin analiz edildiği tekniklerin yanısıra dişeti konturlarının ve kalınlığının ölçülmesini mümkün hale getiren iki boyutlu ölçüm teknikleri bulunmaktadır. Bu yöntemler transgingival sondlama (Wara-aswapati ve ark., 2001), ultrasonik belirleme (Eger ve ark., 1996) ve yumuşak doku konik ışınlı bilgisayarlı tomografidir (Januario ve ark., 2008). Transgingival sondlama periodontal sond yardımıyla dişetinin kalınlığını ölçmede kullanılan bir yöntemdir. Ultrasonik cihazlar ile dokuyu travmatize etmeden dişeti kalınlığının hesaplanabileceği belirtilmiştir. Daha atravmatik ve hızlı ölçüm yapabilmesi nedeniyle ultrasonik cihazların transgingival sondlamaya göre dişeti boyutlarının hesaplanmasında daha etkili olduğu belirtilmiştir (Savitha ve Vandana, 2005). Üç boyutlu olarak dişeti hacminin hesaplandığı lazer ile tarama (Rosin ve ark., 2002) ve CAD/CAM kameraları ile ölçü alma yöntemleri (Strebel ve ark., 2009) bulunmaktadır. Üç boyutlu olarak diş ve destek dokularının morfolojisinin kaydedilmesi amacıyla hastalardan klinik olarak ölçü alınmaktadır. Alınan alçı modeller lazer veya CAD/CAM sistemine ait tarayıcılar kullanılarak üç boyutlu dijital modeller elde edilmektedir (Rosin ve ark., 2002; Strebel ve ark., 2009). CAD/CAM sistemine ait tarayıcılar kullanılarak ağız içinden direkt olarak görüntü almak da mümkündür. Konvansiyonel ölçünün alınması, labaratuara taşınması ve alçının dökülmesi sırasında oluşabilecek problemler elde edilen modelin boyutlarını etkilemektedir. Ölçü maddesi ve elde edilen alçı modelin kullanılan ölçü tekniği ve materyale bağımlı olduğu belirtilmektedir (Seelbach ve ark., 2013). Protetik amaçlı ağız içinden direkt olarak alınan dijital görüntülerin konvansiyonel olarak alınan ölçülere göre daha üstün olduğu belirtilmektedir (Ouzbaşıoğlu ve ark., 2014).

2.5.1. Bilgisayar destekli tasarım/bilgisayar destekli üretim (CAD/CAM)

Farklı alanlarda olduğu gibi dental teknoloji alanında da üretim aşamasında otomatik cihazların kullanımı artmaktadır (Beuer ve ark., 2008). CAD/CAM sistemleri 1987 yılından beri diş hekimliğinde kullanılmaktadır. Son çeyrek asırda teknolojinin de ilerlemesiyle üstün özellikte çeşitli klinik ve laboratuvar CAD/CAM sistemleri geliştirilmeye devam etmektedir (Çelik ve ark., 2013). Tüm CAD/CAM sistemleri 3 yapıdan oluşmaktadır. Çene ve diş yapılarının dijital ortama aktarılmasını sağlayan cihazlara tarayıcı adı verilmektedir. Optik ve mekanik olmak üzere iki tip tarayıcı bulunmaktadır. Optik tarayıcılar triangulasyon yöntemi ile üç boyutlu görüntüleri toplamaktadır. Işık kaynağı ve reseptör ünitesi birbirlerine göre belirli bir açıda yerleşmektedir. Bu açıya göre bilgisayar üç boyutlu veriyi reseptör ünitesinde görüntüye çevirmektedir (Mehl ve ark., 1997). Mekanik tarayıcı sisteminde ise ana model üç boyutlu olarak satır satır taranıp ölçülmektedir. Bu ölçümlerin dezavantajı, aparatın pahalı olması ve tarama işleminin optik sistemlere göre daha fazla zaman alması olarak belirtilmektedir (Beuer ve ark., 2008).

Restorasyonların tasarımı için her firma kendine özgü yazılım geliştirmiştir. Bu yazılımlar hala geliştirilmeye ve pazarlanmaya devam etmektedir. Restorasyona ait veriler çeşitli formlarda kayıt edilebilmektedir. Her üretici verileri saklamak için özgül formatlar geliştirmiştir ve bir firmanın cihazından elde edilen veriler diğerlerine uyumlu değildir. Esas form genellikle STL (standard tessellation language) olarak adlandırılmaktadır (Beuer ve ark., 2008).

CAD yazılımında tasarlanan restorasyon, CAM aşamasında freze edilmektedir. Üretim cihazları freze akslarına göre; 3 akslı, 4 akslı ve 5 akslı olarak sınıflandırılmaktadır. Restorasyonların üretiminde metaller, rezin materyaller, silika esaslı seramikler, infiltrasyon seramikler ve okside yüksek performanslı seramikler kullanılabilmektedir (Beuer ve ark., 2008).

Cihaz dişlerin ve etrafındaki yumuşak dokunun üç boyutlu görüntülerinin toplanması amacıyla geliştirilmiştir. CAD/CAM sistemleri içinde Sirona (Sirona Dental Systems GmbH, Bensheim, Germany), CEREC hem klinikte hem de laboratuvarda kullanılan sistemlere sahip tek üretici konumundadır ve geliştirilen ilk CAD/CAM sistemidir. CAD/CAM kullanılarak yapılan ölçümlerin avantajları non-invaziv olması ve hastalar için daha konforlu olmasıdır. Cihazın pahalı olması, dişler uygun şekilde kurutulmadığında artifaktların oluşabilmesi gibi dezavantajları da bulunmaktadır (Strebel ve ark., 2009). Ayrıca bu sistemlerin dijital ölçü alınmasını takiben tasarımın, üretimin tek seansta gerçekleştirilebilmesi ve hastalardan konvansiyonel ölçü alınmasına gerek duyulmaması gibi avantajları da bulunmaktadır (Çelik ve ark., 2013). Daha önce konvansiyonel ölçü deneyimi olmayan 24 hasta üzerinde yapılan bir çalışmada konvansiyonel ölçü yöntemi (Impregum, 3M ESPE) ve dijital ölçü yöntemi (CEREC Omnicam, Sirona Dental Systems GmbH, Bensheim, Germany) karşılaştırılmıştır. Hastalara anket soruları yöneltilerek hangi ölçü yönteminin daha konforlu olduğu tespit edilmeye çalışılmıştır. Çalışmanın sonunda elde edilen istatistiksel verilere göre; dijital olarak alınan ölçülerin, konvansiyonel ölçülere göre daha konforlu olduğu ve hastalar tarafından daha kabullenilebilir olduğu belirtilmiştir (Ouzbasioglu ve ark., 2014).

Sunulan tüm literatür bilgileri değerlendirilerek çalışmada dişeti çekilmelerinin tedavisinde mikrocerrahi ile SBDG tedavisi yapılarak CAD/CAM sistemi ile dişeti boyutundaki ve hacmindeki değişimin değerlendirilmesi planlanmıştır.

Bu çalışmanın hipotezi; dişeti çekilmelerinin tedavisinde periodontal mikrocerrahi ve SBDG tedavisine ek olarak uygulanan mine matriks protein türevleri kullanımının, mine matriks protein türevleri kullanılmamasına göre daha etkili bir tedavi yöntemi olacağıdır.

Bu çalışmanın amacı; dişeti çekilmelerinin tedavisinde periodontal mikrocerrahi teknikler kullanılarak yapılan SBDG grubu ile bu tedaviye ek olarak uygulanan mine matriks protein türevleri grubunun klinik parametreler ve CAD/CAM sisteminden elde edilen veriler açısından kıyaslanmasıdır.

3. GEREÇ VE YÖNTEM

3.1. Hasta Seçim Kriterleri

Bu çalışmaya Kasım 2013-Mart 2014 tarihleri arasında Oüzüncü Oıl Üniversitesi Diş Hekimliği Fakültesi Periodontoloji Anabilim Dalı'na kötü estetik ve/veya kök yüzeyi hassasiyeti şikayeti ile başvuran, 18-48 yaş arasında 30 hastada bulunan 46 dişeti çekilme defekti dâhil edilmiştir. Çalışmaya herhangi bir sistemik hastalığı bulunmayan, son 6 ay içerisinde antibiyotik ve immun sistemi etkileyen ilaç kullanmamış, sigara ve tütün ürünleri kullanmayan (daha önce hiç kullanmamış), hamilelik durumu ve emzirme döneminde olmayan, Miller dişeti çekilmesi sınıflamasına göre sınıf I, sınıf II ve sınıf III dişeti çekilmesi bulunan, çekilme derinliği ≥2mm olan, opere edilecek vital diş üzerinde çürük ve herhangi bir restorasyonu bulunmayan, ilgili diş bölgesinde daha önce dişeti çekilmesi ile ilgili bir operasyon geçirmemiş, başlangıç tedavisi için kabul edilebilir plak kontrolüne sahip bireyler dahil edilmiştir. Çalışmanın gereç ve yöntemi, Oüzüncü Oıl Üniversitesi İlaç Dışı Klinik Araştımalar Etik Kurul Başkanlığı tarafından B.30.2.OOU.0.01.00.00/32 sayılı etik kurul kararı ile kabul edilmiştir.

3.2. Çalışma Grupları

Çalısmaya başlamadan önce hasta sayısı istatistiksel güç analizi yapılarak saptanmıştır. Çalışmaya dâhil edilme kriterlerine uygun olan 30 hastada (17 kadın ve 13 erkek) bulunan 46 defekt çalışmaya dâhil edilmiştir. Oapılan tüm cerrahi işlemlerde periodontal mikrocerrahi aletler ve operasyon mikroskobu kullanılmıştır. Kontrol grubunda ve test grubunda 23'er defekt tedavi edilmiştir. Kontrol grubundaki dişeti çekilmeleri SBDG ve KKF ile tedavi edilmiş olup; test grubundaki çekilmelerin tedavisinde ise SBDG ve KKF'ye ek olarak mine matriks protein türevleri (Emdogain®, Straumann, Basel, İsviçre) kullanılmıştır. Hastaların kontrol veya test grubunda olacağı rastgele belirlenmiştir.

Kontrol grubu: Mikrocerrahi+SBDG+KKF

Test grubu: Mikrocerrahi+SBDG+KKF+Mine matriks protein türevleri

3.3. Operasyon Öncesi İşlemler

Periodontal cerrahi işlemler öncesi hastalar, dişeti çekilmelerinin olası sebepleri hakkında bilgilendirilmiştir. Hastalara modeller üzerinde oral hijyen eğitimi verilmiştir. Dişeti çekilmesine neden olabilecek alışkanlıklar elimine edilmiştir. Hastaların başlangıç periodontal tedavileri yapılmıştır. Diştaşı temizliği sırasında ultrasonik aletler ve/veya el aletleri kullanılmıştır. Kök yüzeyi düzleştirmesi işlemleri lokal anestezi altında periodontal küretler (Gracey Curette, Hu-Friedy, Chicago, IL) yardımıyla gerçekleştirilmiştir. Diştaşı temizliği ve kök yüzeyi düzleştirmesi işlemlerinin tamamlanmasını takiben dişlere politür yapılarak tüm renklenmeler uzaklaştırılmıştır. Hastaların diş fırçası ve arayüz temizliği uygulamaları her seansta kontrol edilerek gerekli durumlarda okluzal düzenlemeler yapılmıştır. Dental tedavilerin bitmesinden dört hafta sonra hastalar yeniden değerlendirilmiştir.

Tedavi öncesinde plak indeksi (PI), gingival indeks (GI), sondlanan cep derinliği (SCD) (mm), klinik ataşman seviyesi (KAS) (mm), dişeti çekilmesi derinliği (DÇD) (mm), dişeti çekilmesi genişliği (DÇG) (mm), keratinize dişeti dikey boyutu (KDDB) (mm) ve klinik periodontal parametreler kayıt edilmiştir. Total PI değerleri %15'in altında olan hastalar cerrahi işlemler için hazırlanmıştır (O'Leary ve ark., 1972).

Silness ve Löe tarafından tanımlanan PI skorları aşağıdaki şekilde sınıflandırılmaktadır;

- 0: Plak yok
- 1: Serbest dişeti kenarı ve ona komşu olan alanda film şeklinde plak bulunmaktadır. Plak diş yüzeyine sondun sürtülmesi veya boyayıcı solüsyon uygulanarak görülebilmektedir.

- 2: Dişeti cebinde yumuşak plak birikimi vardır. Plak çıplak gözle görülebilmektedir.
- 3: Dişeti cebinde ve/veya diş yüzeyinde aşırı plak birikimi bulunmaktadır (Silness ve Löe, 1964).

Löe ve Silness tarafından tanımlanan GI aşağıdaki şekilde sınıflandırılmaktadır;

- 0: Normal gingiva
- 1: Hafif inflamasyon, hafif renk değişikliği, ödem ve dişetinde kanama yok
- 2: Orta dercede inflamasyon, kızarıklık, ödem ve sondlamada kanama
- 3: Şiddetli inflamasyon, belirgin kızarıklık, ödem, ülserayon ve spontan kanamaya eğilim var (Löe ve Silness, 1963).

SCD; dişeti kenarı ile cep tabanı arası mesafe, KAS; mine-sement birleşimi ile cep tabanı arası mesafe kaydedilmiştir. DÇD; mine-sement birleşimi ile serbest dişeti kenarı arası mesafe kaydedilmiştir. DÇG; çekilme defektininin iki kenarı arası mesafe, KDDB; serbest dişeti kenarı ile mukogingival bağlantı arası mesafe ölçülerek kaydedilmiştir. Tüm klinik parametre ölçümleri aynı tip periodontal sond (Hu-Friedy Periodontal Sond #7, Hu-Friedy, Chicago, IL) yardımıyla gerçekleştirilmiş ve en yakın milimetreye yuvarlanmıştır.

3.4. Araştırma Planı

Bu çalışma tek merkezli ve randomize klinik bir çalışma olarak planlanmıştır. Hastalara yapılan işlemler aşağıdaki şekilde yapılması planlanmıştır ve araştırma planı çizelgesinde açıklanmıştır (Şekil 1).

İlk muayene;

- Çalışmaya dahil edilme kriterlerine uygun hasta seçimi

- Hastaya ait periodontal parametrelerin kaydedilmesi (PI, GI, SCD, KAS, KDDB, DÇD ve DÇG)
- Başlangıç periodontal tedavisinin planlanması.

Başlangıç periodontal tedavisi;

- Ağız hijyeni motivasyonu (AHM)
- Diştaşı temizliği
- Kök yüzeyi düzleştirmesi
- Politür.

Kontrol ve değerlendirme seansı;

- Operasyon endikasyonunun değerlendirilmesi
- Hastaya ait periodontal parametrelerin kaydedilmesi (PI, GI, SCD, KAS, KDDB, DÇD ve DÇG)
- Operasyon gününün belirlenmesi
- Hastalardan bilgilendirilmiş onam alınması.

Operasyon günü;

- Hastanın üç boyutlu görüntülerinin alınması
- Hastaya ait klinik periodontal parametrelerin kaydedilmesi (operasyon bölgesinde bulunan dişlerde) (PI, GI, SCD, KAS, KDDB, DÇD ve DÇG)
- Operasyonun gerçekleştirilmesi
- Hastaya uygun reçetenin düzenlenmesi.

Operasyon 10. gün;

- Dikişlerin alınması.

Operasyon sonrası 3. hafta;

- Hastanın yumuşak kıllı fırça ile fırçalamaya başlatılması.

Operasyon sonrası 1. ay;

- Hastanın üç boyutlu görüntülerinin alınması
- Hastaya ait klinik periodontal parametrelerin kaydedilmesi (PI, GI, KDDB, DÇD ve DÇG).

Operasyon sonrası 6. ay;

- Hastanın üç boyutlu görüntülerinin alınması
- Hastaya ait klinik periodontal parametrelerin kaydedilmesi (PI, GI, SCD, KAS, KDDB, DÇD ve DÇG).

Sonuçların değerlendirilmesi;

- Üç boyutlu görüntülerden sayısal verilerin elde edilmesi (KDH ve KDOA)
- İstatistiksel analizlerin yapılması.

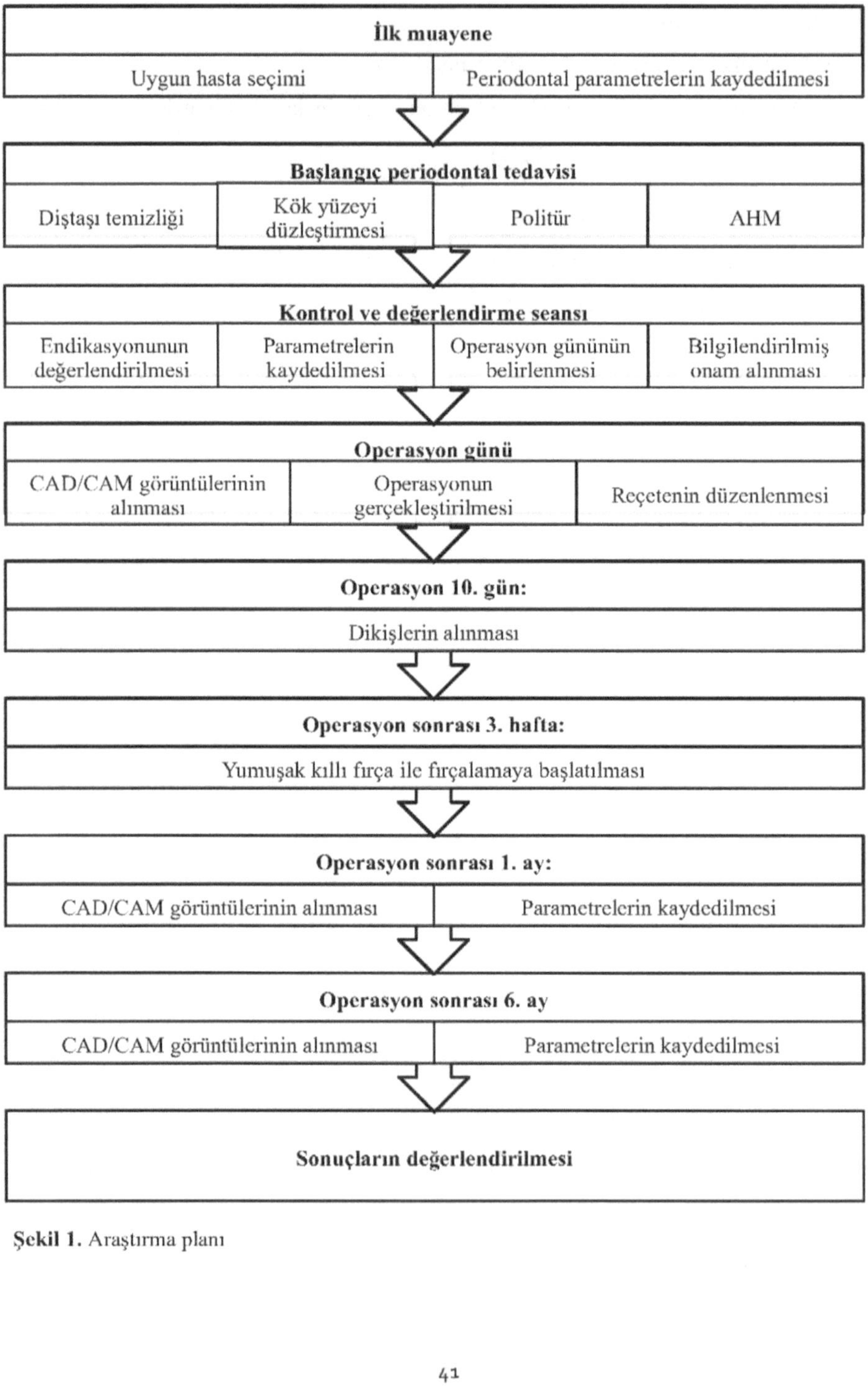

Şekil 1. Araştırma planı

3.5. Operatif İşlemlerde Kullanılan Cerrahi Aletler/ Malzemeler

Operatif işlemlerin tümünde periodontal mikrocerrahi aletler kullanılmıştır;

- Periodontal mikrocerrahi alet seti: Mikrocerrahi ayna (5mm çapında), periodontal sond, mikrobistüri, mikro periost elevatörü, mini five, mikromakas, mikrocerrahi doku pensi ve mikro portegüden oluşmaktadır (Hu-Friedy, Chicago, IL) (Şekil 2).

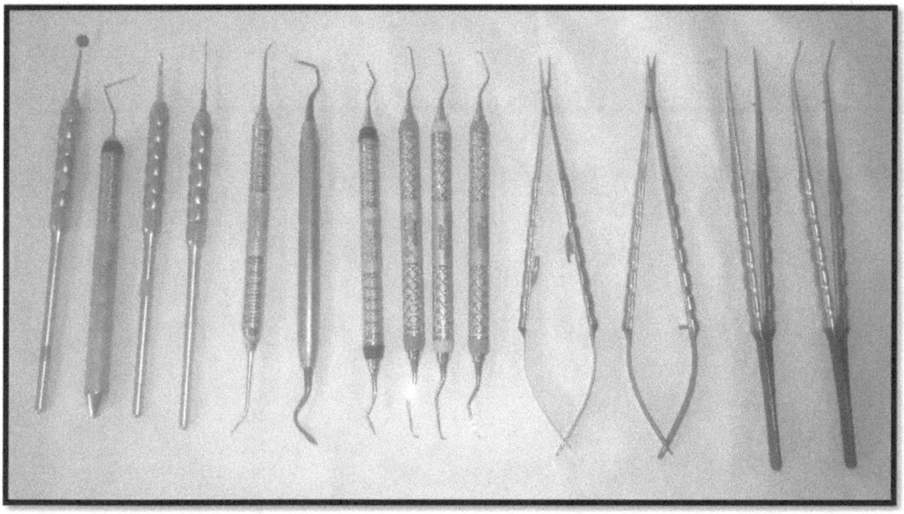

Şekil 2. Mikrocerrahi alet seti

- Periodontal mikrocerrahi dikiş iplikleri: 6-0 ipek, 6-0 poliglikolik asit, 6-0 ve 7-0 poliglikolit kolaktit (Doğsan Tıbbi Malzeme Sanayi A.Ş, Trabzon, Türkiye) operasyonlarda kullanılmıştır (Şekil 3).

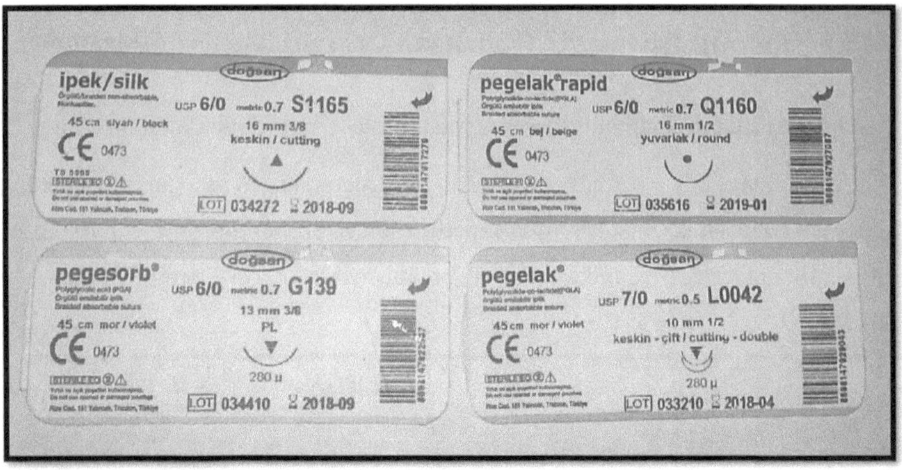

Şekil 3. Mikrocerrahi dikiş iplikleri

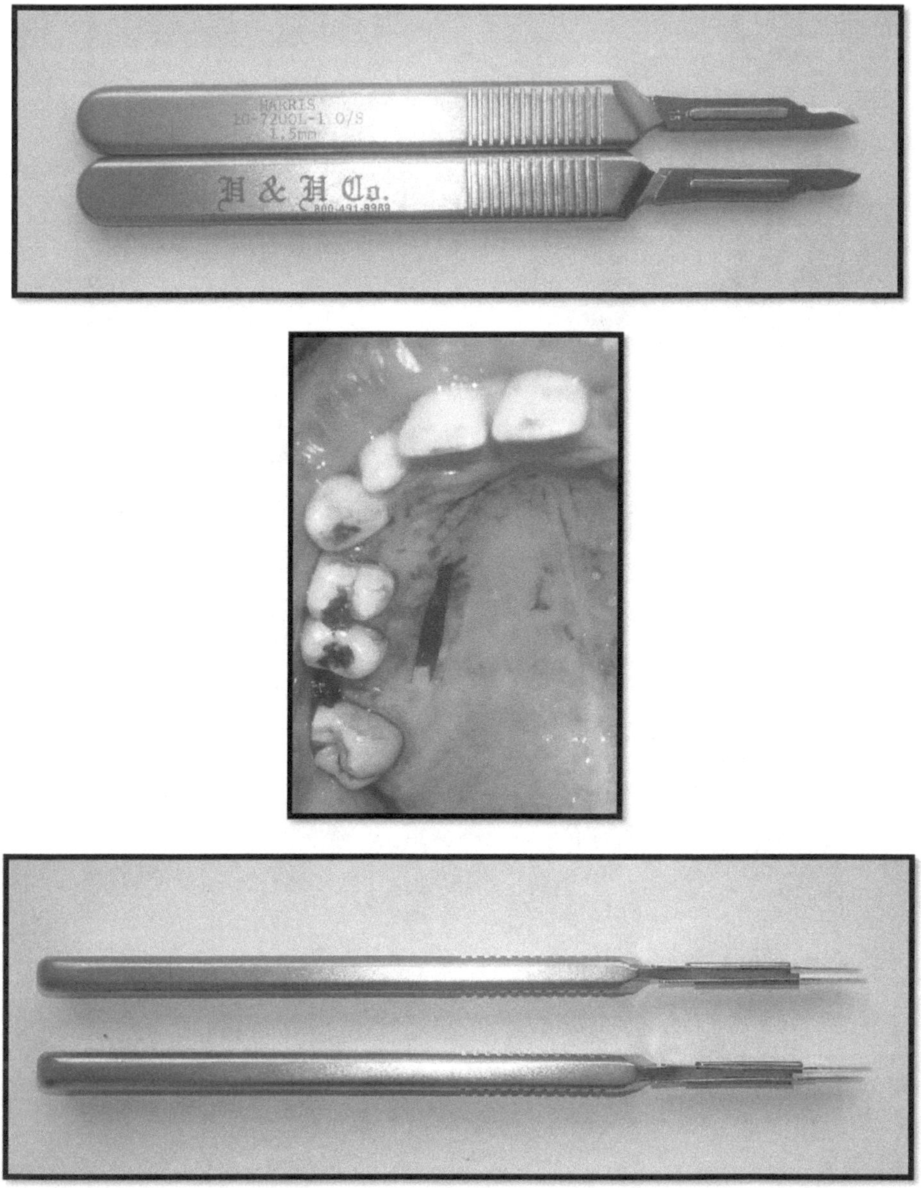

Şekil 4. Harris greft bıçağı (Harris Double Blade Graft Knife, H & H Company, Ontario, CA, USA)

a. Harris greft bıçağı (sağ/sol)
b. Greft alındıktan sonra palatinanın görünümü
c. Harris greft bıçağı (sağ/sol)

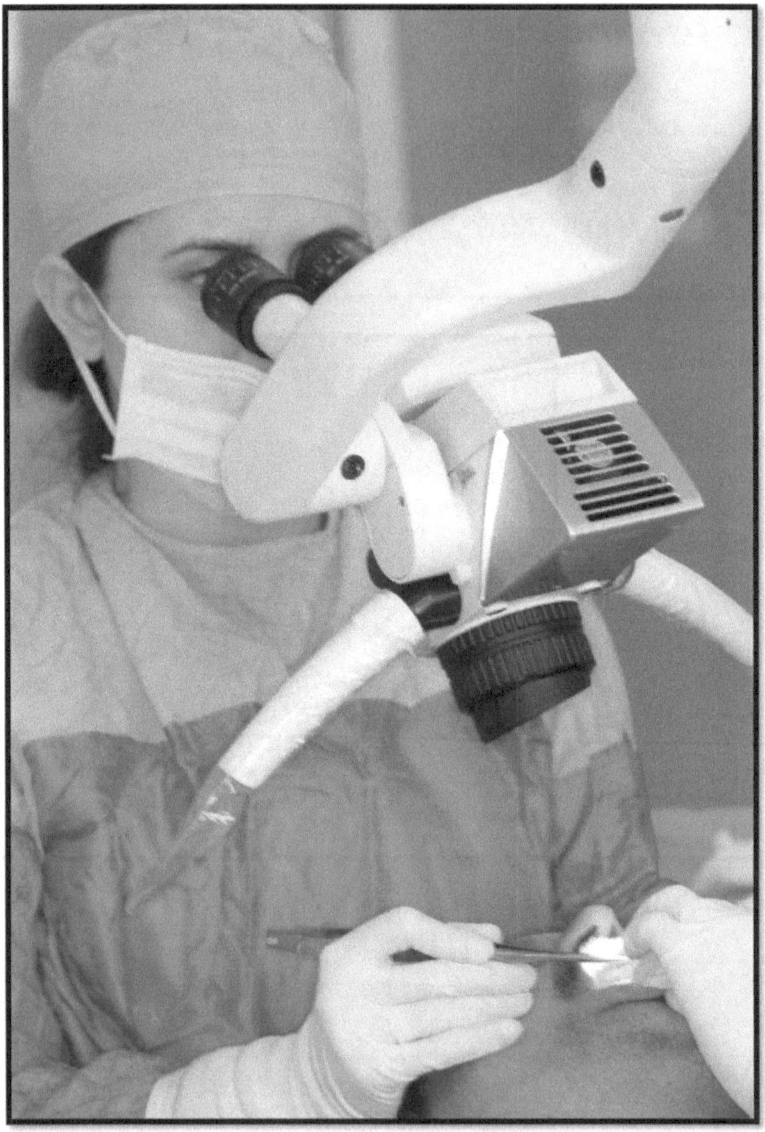

Şekil 5. Operasyon mikroskobu (Leica M320, Leica Microsystems, Heerbrugg, İsviçre)

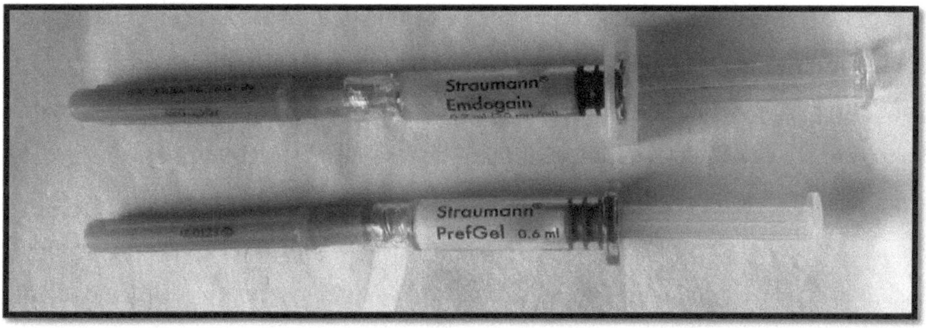

Şekil 6. Mine matriks protein türevleri (Emdogain®, Straumann, Basel, İsviçre)

3.6. Alıcı Sahanın Hazırlanması

Operasyon bölgesine lokal anestezi (Maxicaine; 80 mg artikaine hidroklorür, epinefrin (bitartarat) 0,01mg/ampul, Vem İlaç Sanayi ve Ticaret Ltd. Şti, Ankara, Türkiye) uygulandıktan sonra, açıktaki kök yüzeyi periodontal küretlerle fazla lateral kuvvet uygulamadan düzleştirilmiştir. İnsizyonlar yapılmadan önce düzleştirilen kök yüzeyi serum fizyolojik ile iyice yıkanarak sement artıklarının bölgeden uzaklaştırılması sağlanmıştır.

Kontrol ve test gruplarında 6.4 büyütme altında mikrobistüriler dişeti çekilmesi bulunan dişin uzun aksına parelel tutularak intrasulküler insizyonlar yapılmıştır.

Meziyal ve distalde mine-sement bileşiminin koronalinde, komşu dişe ulaşmayan horizontal insizyonlar uygulanmıştır. Horizontal insizyonlar intrasulküler insizyon ile birleştirilmiştir. Meziyal ve distaldeki horizontal insizyonlar da mukogingival bağlantıya kadar ulaşan serbestleştirici-vertikal insizyonlar ile birleştirilmiştir.

Serbestleştirici-vertikal insizyonlar yapılırken lateralden gelen kan akımını bozmamak ve alveol mukozanın altında kalan periosta mümkün olduğunca az zarar vermek için bistürilerin sadece uç kısmının kullanılmasına ve alveol kemiğe doğru kuvvet uygulanmamasına özen gösterilmiştir. Ayrıca insizyonların tek seferde yapılmasına özen gösterilmiş ve tekrarlayan insizyonlardan kaçınılmıştır. Flep mukogingival bağlantıya kadar tam kalınlık ve mukogingival bağlantıya ulaşıldıktan sonra yarım kalınlık olarak kaldırılmıştır. Mukogingival birleşimden sonra periosta paralel serbestleyici insizyonlar yapılarak mukozal flep mümkün olduğunca koronale kaydırılmıştır. Gerek görüldüğü takdirde serbestleştirici-vertikal insizyonlar uzatılmıştır. Dişeti çekilmesine komşu interdental papillerin vestibül yüzeyleri deeptelize edilmiştir. Kök yüzeyi düzleştirmesi yapılmıştır ve kök yüzeyindeki dışbükey bölgeler minimalize edilmiştir. Greft boyutları, defekt bölgesinin boyutarını en az 1 mm aşacak şekilde vertikal ve horizontal olarak periodontal sond ile ölçülmüştür.

3.7. SBDG'nin Alınması

Operasyon sahası ile aynı tarafta bulunan palatinal bölgede kanin dişin distali ile 1. büyük azı dişin meziali arasında kalan bölgeye ve komşu dokulara anestezik solüsyon uygulanmıştır. Alıcı sahada belirlenen boyutlar, periodontal sond yardımı ile ölçülerek palatinal bölgede dört kanama odağı oluşturulmuştur. Kanama odakları oluşturulurken greft alınacak sahanın serbest dişeti kenarının 2-3 mm apikalinde olmasına dikkat edilmiştir. İnsizyon, serbest dişeti kenarına parelel olarak, Harris greft bıçağı kullanılarak yapılmıştır. Harris greft bıçağı kullanılmadan önce mikrobistüri ile dişlere parelel tek insizyon atılarak insizyon hattı belirlenmiştir. Greft bıçağı üzerinde bulunan iki bistüri arasında 1.5 mm mesafe bulunmaktadır. Sağ ve sol olarak iki çeşit olan greft bıçağı, verici sahanın bulunduğu tarafa göre seçilmiştir. Daha önce belirlenen boyutlarda horizontal insizyon yapıldıktan sonra, greft bıçağı mümkün olduğunca dokuya parelel tutularak greft serbestleştirilmiştir. Her bölgesi 1.5 mm kalınlığında olan greft elde edilmiştir. Uygun derinlik ve genişliğe ulaşan greft epitelin alt kısmından 15 nolu bistüri yardımıyla serbestleştirilmiştir. Greftte bulunan hücrelerin canlılığını koruyabilmesi amacıyla bol miktarda %0.9 serum fizyolojik emdirilmiş iki spanç arasında bekletilmiştir. Verici bölgedeki kanamanın kontrol altına alınması amacıyla kapak yerine yerleştirilerek öncelikle %0.9 serum fizyolojik emdirilmiş spançlar ile basınç uygulanmıştır. Oağ dokuları, greft kalınlığını azaltmamak için mümkün olduğunca az miktarda uzaklaştırılmıştır.

3.8. Kök Yüzeyine Mine Matriks Protein Türevlerinin Uygulanması

Test grubundaki dişlere kök yüzeyindeki smear tabakasını uzaklaştırmak amacıyla, %24 EDTA (Prefgel, Straumann, Basel, İsviçre) kök yüzeyinde 2 dk bekletilmiş ve EDTA kalıntılarının operasyon bölgesinden uzaklaştırılması için, bölge serum fizyolojik ile bolca yıkanmıştır. Uygulama öncesi oda sıcaklığında 15 dakika bekletilen mine matriks protein türevleri, tüm kök yüzeyine uygulanmıştır.

3.9. SBDG'nin Alıcı Sahaya Yerleştirilmesi ve Flebin Koronale Pozisyonlandırılması

Elde edilen greft, periosteal yüzeyi kök yüzeyine gelecek, defekt sınırlarından 1 mm taşacak şekilde alıcı sahaya yerleştirilmiştir. Greft, rezorbe olabilen 6-0 ve 7-0 süturlar ile askı sütur tekniği kullanılarak sabitlenmiştir. Deepitelize edilen papiller bölgeye destekleyici basit süturlar atılarak greftin daha stabil kalması sağlanmıştır. Flep yerleştirilen greftin üzerine koronale doğru çekilerek, 6-0 ipek süturlar yardımı ile sabitlenmiştir. Bağ dokusunun açıkta kalmamasına özen gösterilmiştir. Deepitelize edilen papiller bölgesine basit sütur tekniği kullanılarak yerleştirilen flebin, papil tabanlarından geçilerek askı süturlar ile stabilizasyonu desteklenmiştir. Vertikal insizyon bölgesi 6-0 ipek süturlar ile primer olarak kapatılmıştır. Serum fizyolojik emdirilmiş tamponlar ile bölgeye 5 dakika basınç uygulanmıştır. Operasyon öncesi ve sonrası alınan klinik fotoğraflar Şekil 7, 8, 9 ve şekil 10' da gösterilmiştir.

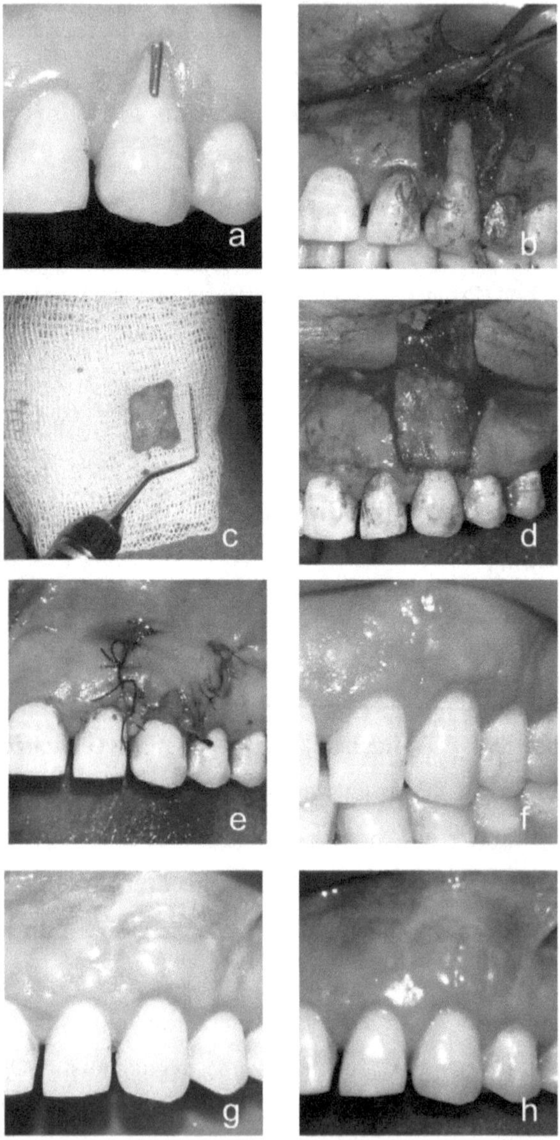

Şekil 7. Kontrol grubunda tek dişte bulunan dişeti çekilmesinin tedavisi

a. Operasyon öncesi
b. Alıcı saha
c. Greft
d. Greft sabitlenmiş
e. Flep süture edilmiş
f. Operasyon sonrası 1. ay
g. Operasyon sonrası 3. ay
h. Operasyon sonrası 6. ay

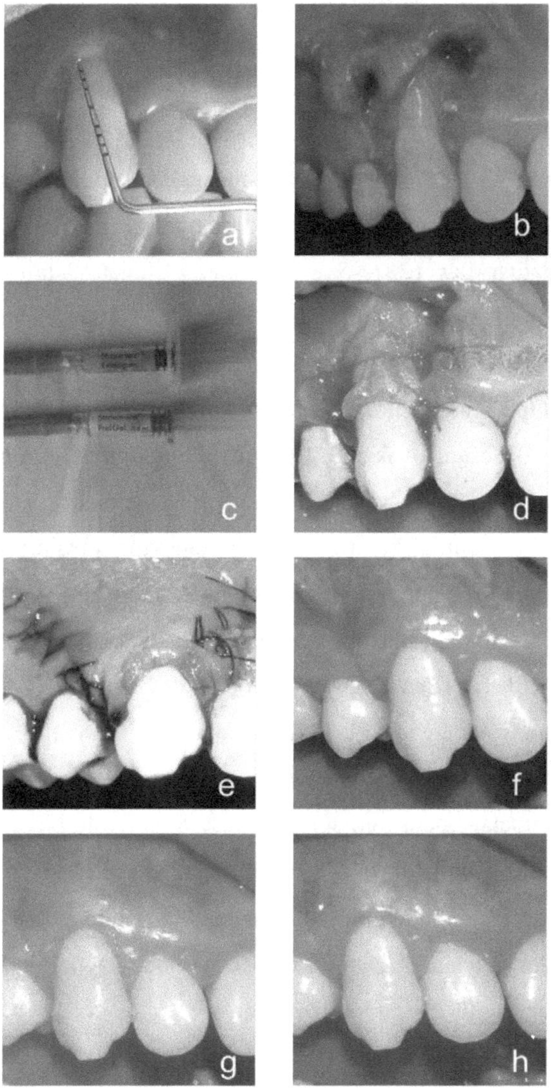

Şekil 10. Test grubunda tek dişte bulunan dişeti çekilmesinin tedavisi

a. Operasyon öncesi b. Alıcı saha

c. Mine matriks protein türevi (Emdogain) d. Greft yerleştirilmiş

e. Flep sutüre edilmiş f. Operasyon sonrası 1. ay

g. Operasyon sonrası 3. ay h. Operasyon sonrası 6. ay

3.10. Operasyon Sonrası İşlemler

Operasyon sonrası hastaya gerekli öneriler yapılmıştır. Hastalar dişlerini fırçalamaları, diş ipi kullanmamaları, operasyon sahasını travmatize edecek hareketlerden ve sert yiyeceklerden uzak durmaları konusunda uyarılmıştır. Hastalara 24-48 saat süreyle soğuk uygulaması ve tükürmemeleri önerilmiştir. Hastalara non-steroid antiinflamatuar ilaç (2x1, 5 gün, Majezik tablet, Sanovel İlaç Sanayi ve Ticaret A.Ş, İstanbul, Türkiye) ve antibiyotik (2x1, 5 gün, Augmentin Bid 1000 miligram (mg) tablet, Glaxo Smith Kline İlaçları San. ve Tic.A.Ş, İstanbul, Türkiye) reçete edilmiştir. Operasyon sonrası günde üç kere %0.2 klorheksidin glukonat (3x1, 7 gün, Klorhex, Drogsan, Ankara, Türkiye) ile gargara yapılması önerilmiştir. Operasyon sonrası 4. günde hastalardan kontrole gelmeleri istenmiştir. Kontrol seansında dikişlerin durumu kontrol edilmiş, enjektör yardımıyla bölge serumla yıkanmış ve öneriler yinelenmiştir. Periodontal cerrahi sonrası 10. günde dikişler alınmış ve hasta 3. hafta kontrolü için çağırılmıştır. Üçüncü hafta kontrolünde hastaya yumuşak kıllı bir fırça ile dişetinden dişe doğru dişlerini fırçalaması, diş ipi kullanmaya başlaması önerilmiştir. Cerrahi sonrası 1. ay ve 6. ay kontrollerinde hastadan üç boyutlu görüntüler ve klinik parametre değerleri tekrar alınmıştır. Hastalardan başlangıçta, operasyon sonrası 1. ve 6. ayda üç boyutlu yumuşak doku görüntüleri CEREC Omnicam® (Sirona Dental Systems GmbH, Bensheim, Germany) cihazı ile ağız içinden alınmıştır (Şekil 11). Elde edilen ölçümler CEREC sistemine ait bir dosya uzantısı olan rst.img formatında kaydedilmiştir. Birinci ve 6. ayda kayıt edilen görüntü üzerinde operasyon sahası kesilerek çıkarılmıştır. Komşu dişleri referans alarak tekrar tarama yapılmış ve operasyon bölgesinin ölçümü yinelenerek kayıt edilmiştir. Her hastaya ait başlangıç, 1. ve 6. ay görüntüleri ayrı ayrı dosyalanmıştır. Cerec SW4 (Sirona Dental Systems GmbH, Bensheim, Germany) programında kayıt edilen verilerin STL formatına dönüştürülebilmesi için Cerec Connect (Sirona Dental Systems GmbH, Bensheim, Germany) ve inLab SW4 programları (Sirona Dental Systems GmbH, Bensheim, Germany) kullanılmıştır. STL formatına dönüştürülen verilerin değerlendirilmesi üç boyutlu analiz yazılımı olan Mimics 10 (Materialise HQ, Leuven, Belgium) üzerinde yapılmıştır. Mimics 10 yazılımı üzerinde her hastanın üç farklı zamanda alınan görüntüleri çakıştırılmıştır (Şekil 12). Mimics medikal görüntülerin işlenmesi için geliştirilmiş bir yazılımdır. Mimics yazılımı bilgisayarlı tomografi, magnetik rezonans, mikro bilgisayarlı tomografi, konik ışınlı bilgisayarlı tomografi ve ultrasondan elde edilen üç boyutlu medikal görüntüler kullanılarak yüksek çözünürlüklü üç boyutlu anatomik dijital modellerin elde edilmesini sağlamaktadır. CAD/CAM sistemi kullanılarak alınan verilerin STL'ye çevrilmesi ile Mimics programı üzerinde ölçümlerin yapılması mümkün hale gelmiştir. Çakıştırmalardan elde edilen görüntüler üzerinde KDH ve KDYA ölçümleri yapılmıştır. KDH, yazılım tarafından üç boyutlu görüntülerin üst üste çakıştırılmasından elde edilen doku farkının hacmi hesaplanarak bulunmuştur. Aynı şekilde KDYA, üç boyutlu görüntülerin üst üste çakıştırılmasından elde edilen doku farkının yüzey alanı Mimics programı tarafından hesaplanmıştır. Tedavi sonrası 1. ay ve 6. ayda meydana gelen değişimler, tedavi öncesi görüntülerine göre hesaplanmıştır (Şekil 13).

Hasta bu kontrol seansları dışında ayda bir çağırılarak ağız hijyeni kontrol edilmiş gerekli görüldüğünde diştaşı temizliği ve politür işlemleri yinelenmiştir.

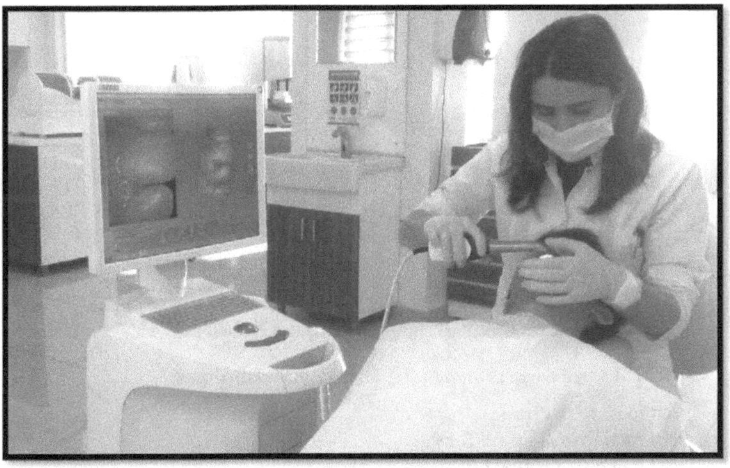

Şekil 11. CAD/CAM sistemi ile üç boyutlu görüntülerin alınması

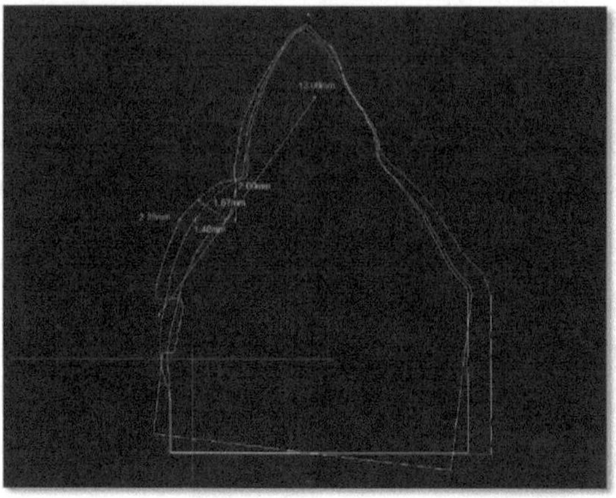

Şekil 12. Görüntülerin üst üste çakıştırılması

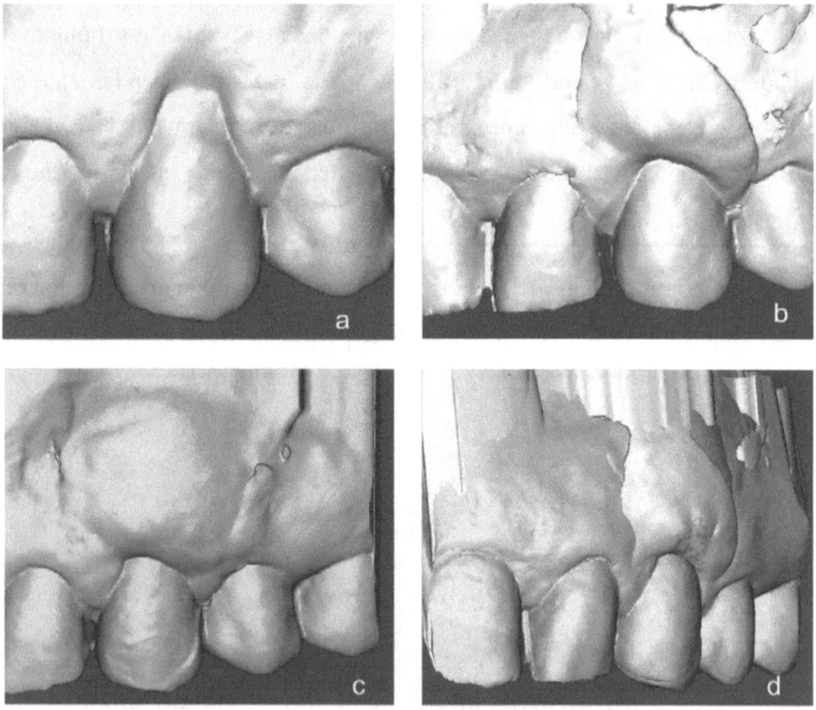

Şekil 13. STL formatındaki verilerin değerlendirilmesi

a. Operasyon öncesi
b. Operasyon sonrası 1. ay
c. Operasyon sonrası 6. ay
d. Operasyon öncesi, operasyon sonrası 1. ve 6. ay görüntülerinin çakıştırılması

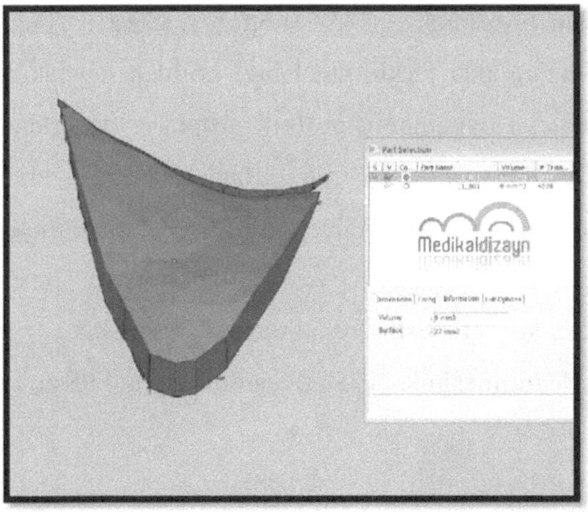

Şekil 14. Operasyon 6. ay ile başlangıç arasındaki hacim farkı

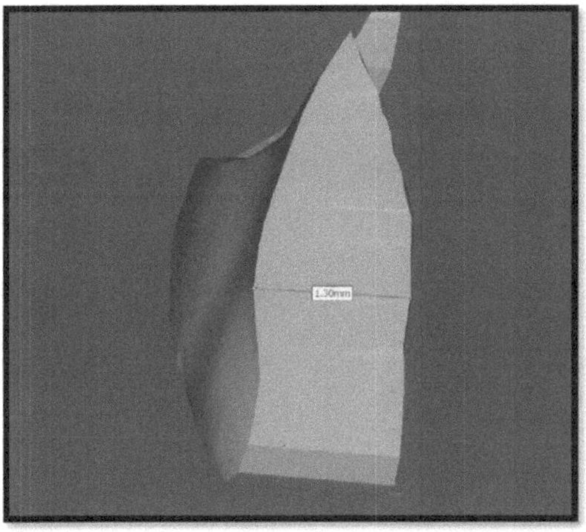

Şekil 15. Operasyon sonrası 6. ay ile başlangıç arasındaki farkın kesitsel görüntüsü

3.11. İstatistiksel Analiz

Kontrollerde alınan klinik ölçümler ve üç boyutlu görüntülerden elde edilen veriler istatistiksel olarak analiz edilmiştir. İstatistiksel analizler SPSS 15 (SPSS Inc., Chicago, IL, USA) programı kullanılarak yapılmıştır. Elde edilen tüm veriler üzerinde Kolmogorov- Smirnov normalite testi yapılmıştır. Veriler normal dağılım göstermediği için parametrik olmayan testler kullanılmıştır. Klinik parametrelerin grup içi analizlerinde Friedman testi kullanılmıştır. Grup içi değişimler istatistiksel olarak anlamlı bulunduğunda farklılığın hangi gruptan kaynaklandığını belirlemek amacıyla Wilcoxon testi uygulanmıştır. İkili grupların değerlendirilmesinde Mann Whitney U testi kullanılmıştır. Üç boyutlu görüntülerden elde edilen KDH ve KDOA verilerinin değerlendirilmesinde Wilcoxon testi kullanılmıştır. Gruplar arası değerlendirmelerde Mann Whitney U testi kullanılmıştır. Korelasyon analizi için Spearman Rho korelasyon testi kullanılmıştır. Sonuçların istatistiksel olarak anlamlılığının değerlendirmesinde %95 güven aralığı ve 0,05 anlamlılık seviyesi baz alınmıştır.

4. BULGULAR

4.1. Demografik Verilerin Değerlendirilmesi

Bu çalışmaya 13 erkek ve 17 kadın toplam 30 hasta dahil edilmiştir. Otuz hastada bulunan toplam 46 defekt opere edilmiştir. Kırk altı defektin 23'ü test, 23'ü kontrol grubuna dahil edilmiştir. Hastaların hepsi operasyon sonrası 1. ay kontrollerini tamamlamışlardır. Altıncı ay kontrollerini ise 29 hasta tamamlamıştır. 6. ay kontrolüne gelemeyen hastanın test grubunda olduğu ve tek dişinde operasyon yapıldığı belirlenmiştir. Test grubunda 12 alt keser, 2 üst keser, 1 alt kanin, 5 üst kanin, 3 alt premolar tedavi edilmiştir. Kontrol grubunda ise 13 alt keser, 4 üst kanin, 2 alt kanin, 4 alt premolar dişte bulunan dişeti çekilmeleri tedavi edilmiştir. Çalışmaya dahil edilen tüm bireylerin yaş ortalaması 30.26±8.38 olarak belirlenmiştir. Test grubunda bulunan bireylerin yaş ortalaması 30.3±8.79, kontrol grubundaki bireylerin yaş ortalaması 30.21±8.15 olarak belirlenmiştir. Oaş verisi olarak iki grup arasında istatistiksel fark bulunmamıştır ($p>0.05$). Test grubunda hastaların yaş aralığı 18-48, kontrol grubunda ise 19-48 olarak kayıt edilmiştir. Birden fazla defekti bulunan hastalarda birbirine komşu olan dişler aynı gruba dahil edilmiş olup, bilateral defekti bulunan hastalarda defektler iki gruba eşit olarak dağıtılmıştır. Çalışmaya katılan hastalarda bulunan dişeti çekilmelerinin cinsiyet, cinsiyete göre defekt sayısı dağılımı, tedavi edilen dişler, dişeti çekilmesi tipi ve şikayetlerinin dağılımı Tablo 1 de ve Şekil 14, 15, 16, 17, 18'de gösterilmiştir. Operasyonların yapıldığı bölgeler yara iyileşmesi ağrı, kanama, hiperemi, ödem, iltihap gelişimi, greftte oluşabilecek kısmi veya total nekroz açısından değerlendirilmiştir. Tedavi edilen dişlerin hiçbirinde şiddetli iltihap, greft nekrozu, aşırı ödem ve aşırı kanama şikayeti görülmemiştir. Sadece iki vakada vertikal insizyonların bulunduğu alanda dikişlerin koptuğu gözlenmiş olup, bu bölgelerde operasyon sonrası 3. günde yeniden anestezi yapılarak eksik olan birer dikiş yinelenmiştir. Reçete edilen ilaçlar bir hasta hariç tüm hastalar tarafından düzenli olarak kullanılmıştır. İlaçlarını ilk iki gün kullanmayan hastada operasyon bölgesinde diğer hastalara göre daha fazla ödem ve ağrı şikayetinin olduğu belirlenmiştir. Tedavi edilen 30 hastanın 7'si verici saha bölgesinde yemek yerken rahatsızlık hissettiğini belirtmiştir. Bu 7 hastanın 3'ünde şikayetler dikişlerin alındığı seansta geçmiştir. Diğer 4 hastanın şikayetlerinin 1. ayda geçtiği belirlenmiştir. Bunların dışında kalan hastalarda sorunsuz iyileşme gözlenmiştir.

Tablo 1. Çalışmaya katılan hastaların cinsiyeti (defekt sayısına göre), tedavi edilen dişleri, çekilme tipi ve şikayetlerinin dağılımı

		Test	Kontrol	Toplam
Cinsiyet	**Erkek**	9	11	20
	Kadın	14	12	26
Diş	**Alt keser**	12	13	25
	Alt kanin	1	2	3
	Alt premolar	3	4	7
	Üst keser	2	0	2
	Üst kanin	5	4	9
Çekilme tipi	**Sınıf I**	9	9	18
	Sınıf II	9	8	17
	Sınıf III	5	6	11
Şikayet	**Estetik**	8	7	15
	Hassasiyet	5	5	10
	Estetik+Hassasiyet	10	11	21

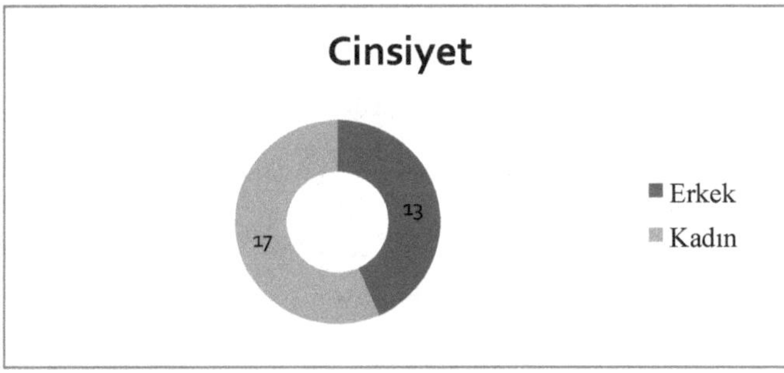

Şekil 14. Hastaların cinsiyete göre dağılımı

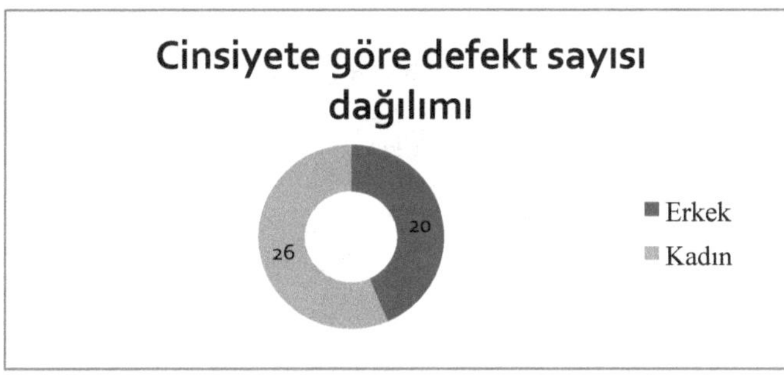

Şekil 15. Cinsiyete göre defekt sayısı dağılımı

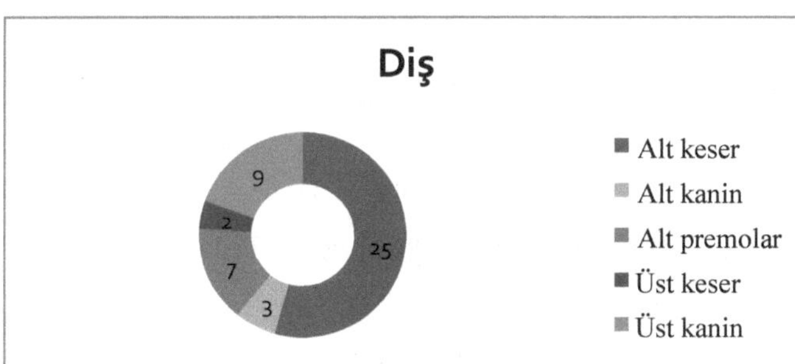

Şekil 16. Tedavi edilen dişlerin dağılımı

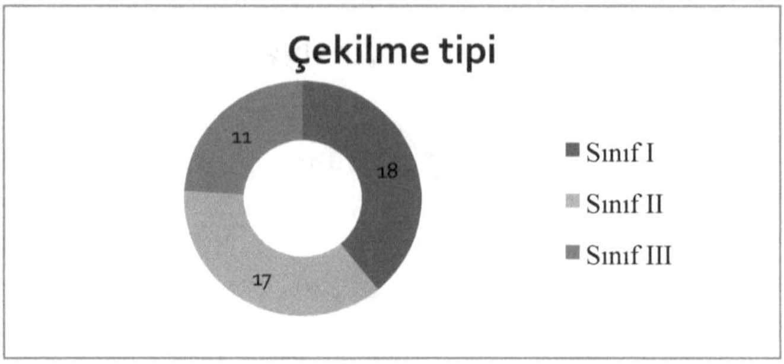

Şekil 17. Çekilme tipi dağılımı

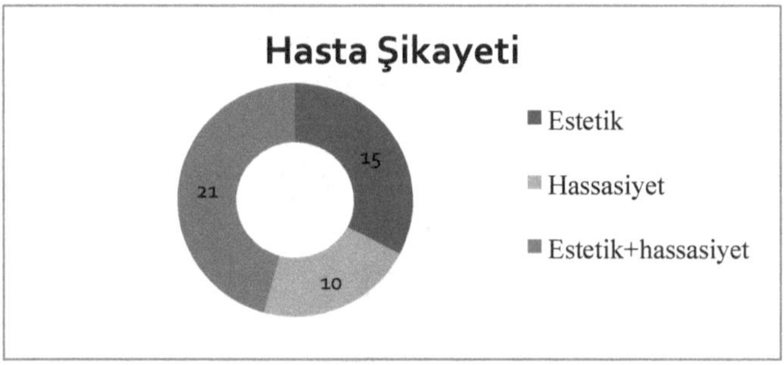

Şekil 18. Hasta şikayeti dağılımı

4.2. Klinik Parametrelerin Değerlendirilmesi

Cerrahi tedavi öncesinde, çalışmaya dahil edilen bireylerin tüm ağız plak skorlarının %15'in altında olması sağlanmıştır. Tedavi öncesinde kontrol ve test grubunda bulunan bireylerin klinik verileri karşılaştırıldığında istatistiksel olarak anlamlı bir fark bulunamamıştır ($p>0.05$). Test ve kontrol gruplarına ait klinik parametreler Tablo 2' de listelenmiştir.

Tablo 2. Tedavi öncesi ve sonrası test ve kontrol grubuna ait klinik parametreler (B: Başlangıç, TS 1: Tedavi sonrası 1. ay, TS 6: Tedavi sonrası 6. ay)

* Başlangıç değerlerine göre istatistiksel olarak anlamlı değişim (p<0.05)

		Test grubu SBDG+KKF+Mine matriks protein türevleri	**Kontrol grubu SBDG+KKF**
PI	B	0.95±0.20	0.82±0.38
	TS 1	0.78±0.42	086±0.45
	TS 6	0.73±0.44	0.82±0.49
GI	B	1.04±0.20	0.95±0.47
	TS 1	0.86±0.45	0.82±0.38
	TS 6	0.95±0.36	0.91±0.51
SCD	B	1.69±0.55	1.69±0.63
	TS 6	1.13±0.34*	1.17±0.38*
KAS	B	5.56±1.47	5.73±1.71
	TS 6	2.47±1.20*	3.00±1.44*
DÇD	B	3.91±1.20	4.04±1.42
	TS 1	1.34±1.02*	2.00±1.47*
	TS 6	1.34±1.11*	1.91±1.56*
DÇG	B	3.73±0.91	3.73±0.75
	TS 1	2.13±1.63*	2.60±1.37*
	TS 6	2.00±1.41*	2.21±1.62*
KDDB	B	2.34±1.55	2.17±1.26
	TS 1	4.47±1.47*	3.82±1.52*
	TS 6	4.78±1.67*	3.78±1.73*

PI ve GI verileri tedavi öncesi, tedavi sonrası 1. ve 6. ayda ölçülmüştür. İstatistiksel olarak analiz edilen bu verilerin ışığında tedavi öncesinde test grubunda ortalama PI değeri 0.95±0.20, kontrol grubunda 0.82±0.38 olarak kaydedilmiştir. Başlangıç PI değerleri arasında istatistiksel olarak anlamlı bir fark tespit edilmemiştir (p>0.05). Test grubundaki PI 1. ay ve 6. ayda sırasıyla, 0.78±0.42 ve 0.73±0.44; kontrol grubunda ise 0.86±0.45 ve 0.82±0.49 olarak kayıt edilmiştir. Birinci ve 6. ay kontrollerinde PI değişimi arasındaki fark iki grup arasında istatistiksel olarak anlamlı bulunmamıştır (p>0.05) (Tablo 2, Şekil 19).

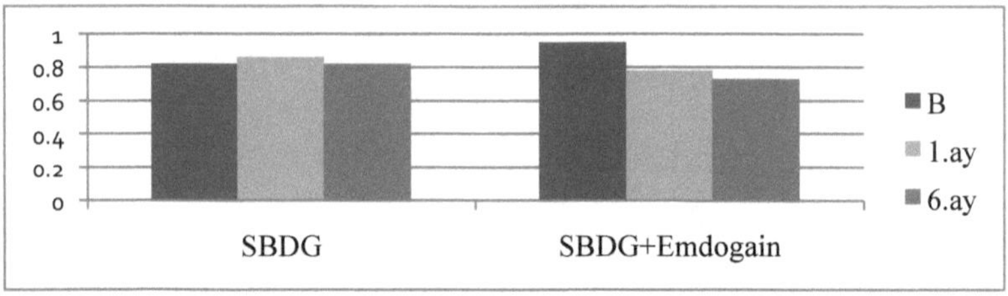

Şekil 19. PI değerlerinin karşılaştırılması

Test grubunda tedavi öncesi ortalama GI değeri 1.04±0.20, kontrol grubunda 0.95±0.47 olarak kaydedilmiştir. Başlangıç GI değerleri arasında istatistiksel olarak anlamlı bir fark tespit edilmemiştir (p>0.05). Test grubundaki GI 1. ay ve 6. ayda sırasıyla, 0.86±0.45 ve 0.95±0.36, kontrol grubunda ise 0.82±0.38 ve 0.91±0.51 olarak kaydedilmiştir. Birinci ve 6. ay kontrollerinde GI değişimi arasındaki fark iki grup arasında istatistiksel olarak anlamlı bulunmamıştır (p>0.05) (Tablo 2, Şekil 20).

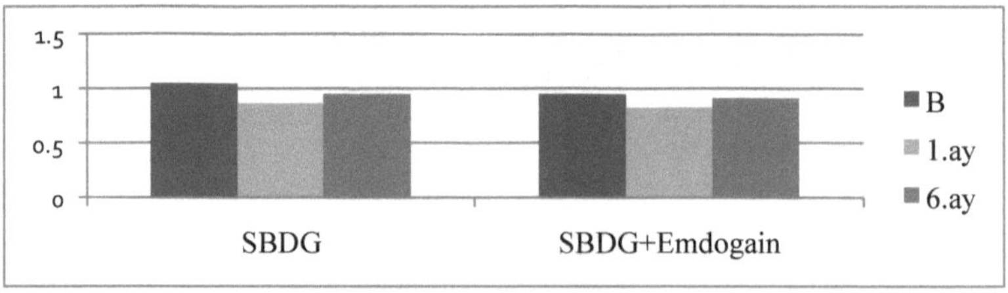

Şekil 20. GI değerlerinin karşılaştırılması

SCD'de tedavi sonrasında test ve kontrol grubunda istatistiksel olarak anlamlı azalma gözlenmiştir ($p<0.05$). Test grubunda tedavi öncesi ve tedavi sonrası 6. ayda ortalama SCD değerleri, 1.69±0.55 mm ve 1.13±0.34 mm olarak kaydedilmiştir. Kontrol grubunda tedavi öncesi ve tedavi sonrası 6. ayda ortalama SCD değerleri; 1.69±0.63 mm ve 1.17±0.38 mm olarak kaydedilmiştir. Gruplar arasında çalışma süresince anlamlı bir farklılık görülmemiştir ($p>0.05$) (Tablo 2, Şekil 21).

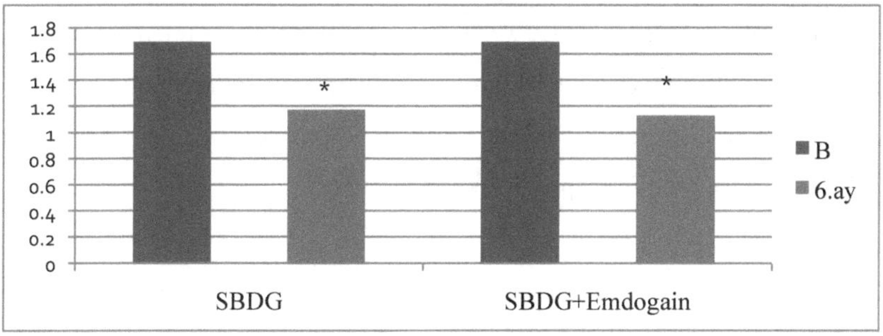

Şekil 21. SCD değerlerinin karşılaştırılması (* $p<0.05$)

KAS değeri açısından, her iki grupta da tedavi sonrasında, tedavi öncesine göre istatistiksel olarak anlamlı kazanç olduğu belirlenmiştir ($p<0.05$). Test grubunda başlangıç KAS değeri 5.56±1.47 mm olarak ölçülmüştür. Test grubunda 6. ayda KAS değeri 2.47±1.20 mm olarak kaydedilmiştir. Kontrol grubunda başlangıç ve 6. ayda KAS değerleri 5.73±1.71 mm ve 3.0±1.44 mm olarak belirlenmiştir. KAS kazancı açısından iki grup arasında istatistiksel olarak anlamlı fark bulunmamıştır ($p>0.05$) (Tablo 2, Şekil 22).

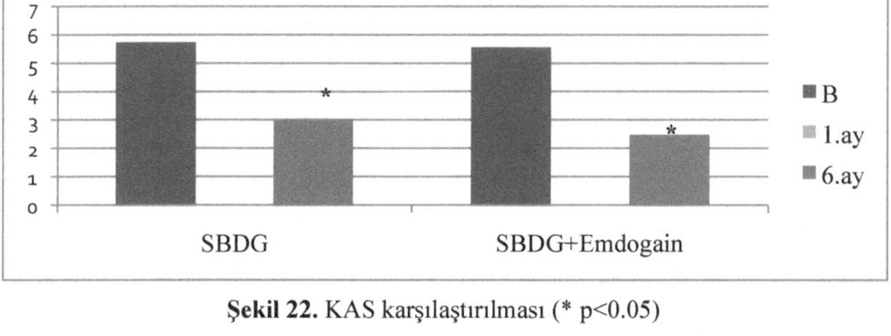

Şekil 22. KAS karşılaştırılması (* $p<0.05$)

DÇD verileri açısından her iki grupta da tedavi sonrası 1. ay ve 6. ayda tedavi öncesi DÇD değerlerine göre istatistiksel olarak anlamlı azalma gözlenmiştir ($p<0.05$). Tedavi öncesinde ortalama DÇD değeri test grubunda 3.91±1.20 mm; kontrol grubunda 4.04±1.42 mm olarak kaydedilmiştir. İki grup arasında başlangıç değerleri açısından anlamlı bir fark bulunmamıştır ($p>0.05$). Birinci ayda test grubunda çekilme derinliği 1.34±1.02 mm; kontrol grubunda ise 2.00±1.47 mm olarak belirlenmiştir. Altıncı ayda yapılan ölçümlerde ise ortalama DÇD'nin test grubunda 1.34±1.11 mm, kontrol grubunda 1.91±1.56 mm olarak kaydedilmiştir. Her iki grupta da tedavi sonrası 1. ay ile 6. ay değerleri açısından istatistiksel olarak anlamlı bir fark görülmemiştir ($p>0.05$) (Tablo 2, Şekil 23).

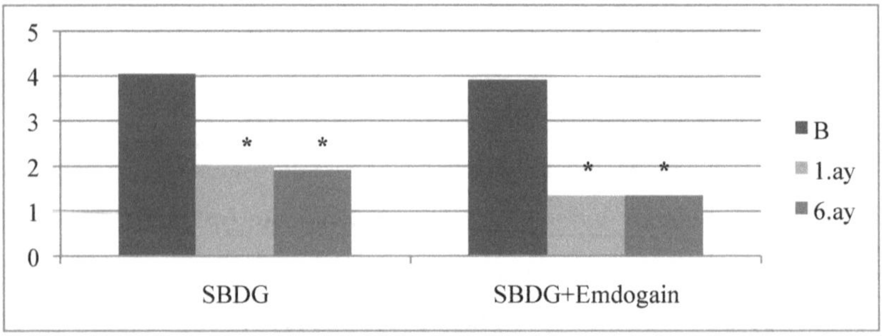

Şekil 23. DÇD karşılaştırılması (* $p<0.05$)

Miller sınıf I ve II dişeti çekilme defektleri sınıf III'ten ayrılarak istatistiksel olarak analiz edildiğinde de DÇD açısından test ve kontrol grubu arasında başlangıçta ve tedavi sürecinde anlamlı bir fark gözlenmemiştir ($p>0.05$). Test grubunda bulunan Miller sınıf I ve II dişeti çekilme defektlerinin başlangıç, 1. ay ve 6. ayda DÇD değerleri sırasıyla 3.6±1.24 mm, 1.0±1.0 mm ve 0.93±0.96 mm olarak kaydedilmiştir. Kontrol grubunda bulunan Miller sınıf I ve II dişeti çekilme defektlerinin başlangıç, 1. ay ve 6. ayda DÇD değerleri sırasıyla 4.28±0.75 mm, 1.75±1.37 mm ve 1.65±1.46 mm olarak kaydedilmiştir. Her iki grupta da DÇD değerlerinde 1. ay ve 6. ayda başlangıç değerlerine göre istatistiksel olarak anlamlı derecede azalma gözlenmiştir ($p<0.05$) (Şekil 24).

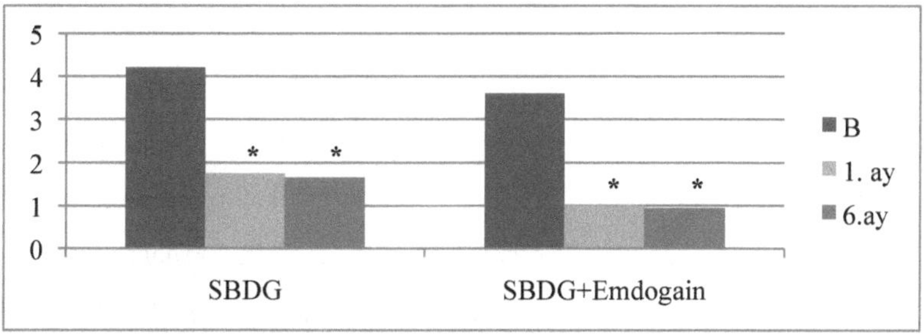

Şekil 24. DÇD karşılaştırılması (Miller sınıf I ve II) (* $p<0.05$)

Test grubunda kök yüzeyi kapanma oranı %71.89±25.21; kontrol grubunda ise %64.82±31.78 olarak bulunmuştur. Test grubuyla kontrol grubu arasında DÇD değerlerindeki azalma açısından çalışma süresince anlamlı bir fark olmadığı belirlenmiştir ($p>0.05$). Miller sınıf I dişeti çekilmelerinin kök yüzeyi kapanma oranı test grubunda %89.11±23.57, kontrol grubunda %80.92±23.57 olarak belirlenmiştir. Test grubundaki 9 adet sınıf I defektin altısında %100 kök yüzeyi kapanması elde edilmiştir. Kontrol grubunda ise 9 sınıf I defektin 6'sı ve 8 sınıf II defektin 2'sinde tam kök yüzeyi kapanması sağlanmıştır. Miller sınıf II dişeti çekilmelerinin kök yüzeyi kapanma oranı test grubunda %66.96±19.72, kontrol grubunda ise %65.93±25.81 olduğu gözlenmiştir. Miller sınıf III dişeti çekilmelerinin kök yüzeyi kapanma oranı test grubunda %53.81±20.52; kontrol grubunda ise %30.92±4.15 olarak kaydedilmiştir. Miller sınıf I ve II defektler birlikte değerlendirildiğinde test grubunda kök yüzeyi kapanma oranı %80.65±25.14, kontrol grubunda ise %75.52±28.17 olarak tespit edilmiştir (Şekil 25).

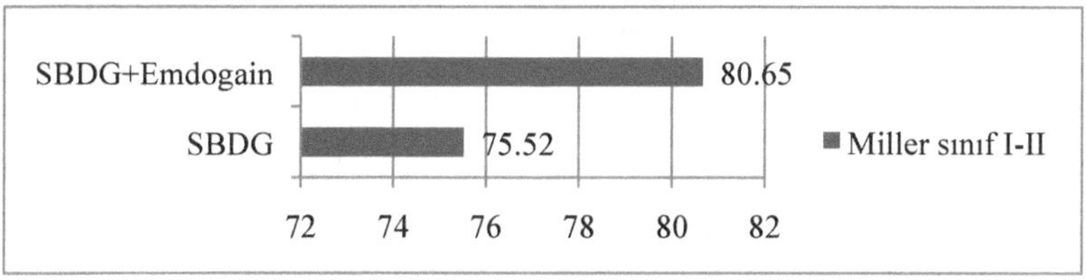

Şekil 25. Miller sınıf I ve II kök yüzeyi kapanma oranı (%)

DÇG verileri açısından her iki grupta da tedavi sonrası 1. ay ve 6. ayda istatistiksel olarak anlamlı azalma görülmüştür (p<0.05). Test grubunda tedavi öncesinde ortalama DÇG değeri 3.73±0.91 mm; kontrol grubunda ise 3.73±0.75 mm olarak kaydedilmiştir. Test grubunda 1. ay ve 6. ayda ortalama DÇG değerleri sırasıyla 2.13±1.63 mm ve 2.00±1.41 mm olarak belirlenmiştir. Kontrol grubunda 1. ay ve 6. ayda ortalama DÇG değeri 2.00±1.47 mm ve 2.21±1.62 mm olarak kaydedilmiştir. Her iki grupta da 1. ay ile 6. ay değerleri arasında istatistiksel olarak anlamlı fark bulunmamıştır (p>0.05). DÇG azalma miktarı açısından iki grup arasında tedavi süresince anlamlı fark gözlenmemiştir (p>0.05) (Tablo 2, Şekil 26)

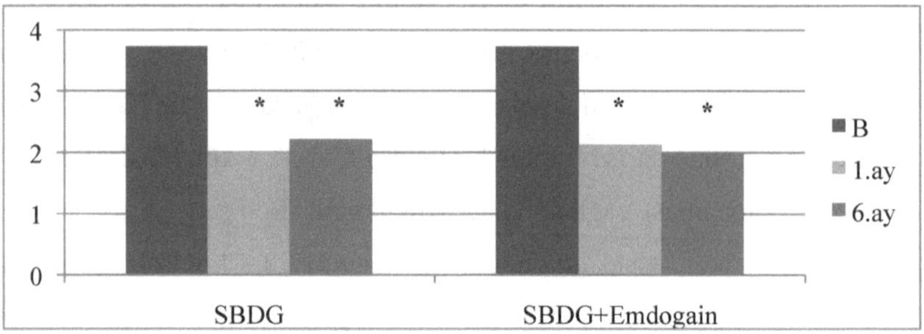

Şekil 26. DÇG değişimi (* p<0,05)

Miller sınıf I ve II dişeti çekilme defektleri sınıf III'ten ayrılarak istatistiksel olarak analiz edildiğinde de DÇG açısından test ve kontrol grubu arasında başlangıçta ve tedavi sürecinde anlamlı bir fark gözlenmemiştir (p>0.05). Test grubunda bulunan Miller sınıf I ve II dişeti çekilme defektlerinin başlangıç, 1. ay ve 6. ayda DÇG değerleri sırasıyla 3.86±0.83 mm, 1.53±1.55 mm, 1.46±1.35 mm olarak kaydedilmiştir. Kontrol grubunda bulunan Miller sınıf I ve II dişeti çekilme defektlerinin başlangıç, 1. ay ve 6. ayda DÇG değerleri sırasıyla 4.15±1.46 mm, 2.55±1.46 mm, 2.10±1.71 mm olarak kaydedilmiştir. Her iki grupta da DÇG değerlerinde 1. ay ve 6. ayda başlangıç değerlerine göre istatistiksel olarak anlamlı derecede azalma gözlenmiştir (p<0.05) (Şekil 27).

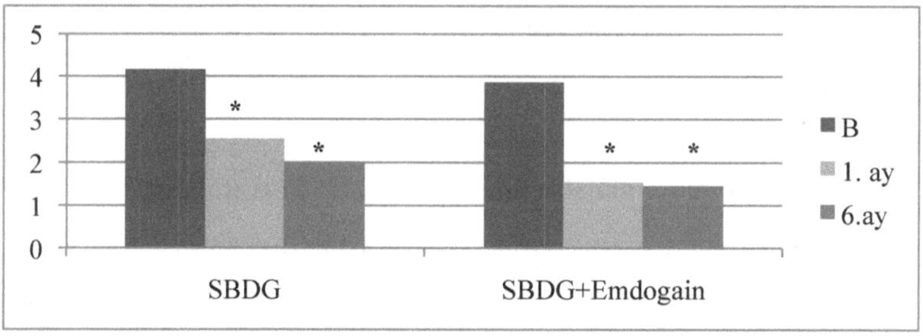

Şekil 27. DÇG karşılaştırılması (Miller sınıf I ve II) (* p<0.05)

KDDB açısından test ve kontrol grubunun her ikisinde de tedavi sonrası istatistiksel olarak anlamlı artış gözlenmiştir (p<0.05). Test grubunda tedavi öncesi ortalama KDDB değeri 2.34±1.55 mm; kontrol grubunda ise 2.17±1.26 mm olarak ölçülmüştür. Test grubunda tedavi sonrası 1. ay ve 6. ayda ortalama KDDB değeri 4.47±1.47 mm ve 4.78±1.67 mm olarak kaydedilmiştir. Kontrol grubunda tedavi sonrası 1. ay ve 6. ayda ortalama KDDB değeri 3.82±1.52 mm ve 3.78±1.73 mm olarak belirlenmiştir. Her iki grupta da 1. ay ile 6.ay değerleri arasında istatistiksel olarak anlamlı fark gözlenmemiştir (p>0.05). KDDB artışı açısından iki grup arasında istatistiksel olarak anlamlı bir fark bulunmamıştır (p>0.05) (Tablo 2, Şekil 28).

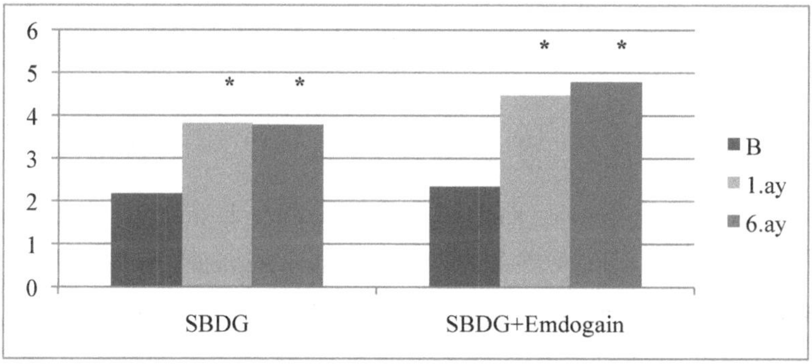

Şekil 28. KDDB değişimi (* p<0.05)

4.3. CAD/CAM Sistemiyle Alınan Üç Boyutlu Görüntülerin Değerlendirilmesi

CAD/CAM sistemiyle alınan görüntülerin STL formatına çevrilmesini takiben Mimics programında elde edilen sayısal veriler kaydedilmiştir. Tedavi öncesi, tedavi sonrası 1. ve 6. ayda alınan STL görüntülerinin çakıştırılması sonucunda dişeti çekilmesi bölgesindeki kazanç hacim (mm^3), yüzey alanı (mm^2) ve kalınlık değişimi (mm) olarak hesaplanmıştır. Tüm ölçümlerde 1. ay ile tedavi öncesi arasındaki fark ve 6. ay ile tedavi öncesi arasındaki fark sayısal olarak kaydedilmiştir. Aynı şekilde 6. ay ile 1. ay arasındaki fark da kaydedilmiştir. Elde edilen veriler Tablo 3'te listelenmiştir.

Tablo 3. CAD/CAM sistemi ile alınan üç boyutlu görüntülerden elde edilen veriler

(TÖ: tedavi öncesi, TS1: tedavi sonrası 1. ay, TS6: tedavi sonrası 6. ay)

		Test	**Kontrol**
KDH	TS1-TÖ	13.55±7.16	10.51±6.26
	TS6-TÖ	10.45±6.39	8.0±4.88
KDYA	TS1-TÖ	46.15±17.81	42.84±19.88
	TS6-TÖ	39.50±3.72	34.94±17.84

Kazanılan dişeti hacmi (KDH) tedavi edilen tüm hastalarda 1. ayda ortalama 12.07±1.09 mm^3, 6. ayda 9.25±0.92 mm^3 olarak hesaplanmıştır. KDH ortalaması test grubunda, 1. ayda ortalama 13.55±7.16 mm^3; 6. ayda ise ortalama 10.45±6.39 mm^3 olarak kaydedilmiştir. Kontrol grubunda KDH, 1. ayda ortalama 10.51±6.26 mm^3; 6. ayda ortalama 8.0±4.88 mm^3 olarak kaydedilmiştir. Birinci ayda KDH açısından test ve kontrol grubu arasında istatistiksel olarak anlamlı bir fark bulunmamıştır ($p>0.05$). Altıncı ayda kazanılan dişeti hacim açısından test ve kontrol grubu arasında istatistiksel olarak anlamlı bir fark olmadığı gözlenmiştir (p>0.05). Her iki grupta da 1. ay ile 6. ay KDH değerleri arasındaki fark istatistiksel olarak anlamlı bulunmuştur (p<0.05). Test ve kontrol grupları arasında 1. aydan 6. aya değişen KDH farkı açısından istatistiksel olarak anlamlı bir fark olmadığı gözlenmiştir (p>0.05) (Tablo 3, Şekil 29).

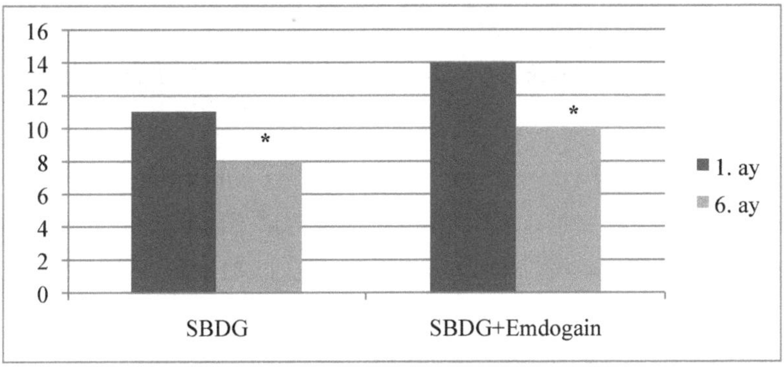

Şekil 29. KDH verilerin karşılaştırılması (* p<0.05)

Miller sınıf I ve II dişeti çekilme defektleri sınıf III'ten ayrılarak istatistiksel olarak analiz edildiği durumda da KDH açısından iki grup arasında anlamlı bir fark gözlenmemiştir (p>0.05). Miller sınıf I ve II dişeti çekilme defektlerinde 1. ayda KDH test grubunda 14.5±7.5 mm^3, kontrol grubunda ise 11.2±6.36 mm^3 olarak kaydedilmiştir. Altıncı ayda Miller sınıf I ve II dişeti çekilmelerinde KDH değerleri test grubunda 11.5±6.72 mm^3, kontrol grubunda ise 8.6±5.0 mm^3 olarak kaydedilmiştir. Miller sınıf III dişeti çekilmelerinde 1. ayda KDH değerleri test grubunda 9.75±4.34 mm^3, kontrol grubunda 8.0±6.0 mm^3 bulunmuştur. Altıncı ayda Miller sınıf III dişeti çekilmelerinde KDH test grubunda 6.25±1.89 mm^3, kontrol grubunda 5.75±4.19 mm^3 olarak kaydedilmiştir. Her iki grupta da 1. ay ile 6. ay KDH değerleri arasındaki fark istatistiksel olarak anlamlı bulunmuştur (p<0.05). Test ve kontrol grupları arasında 1. aydan 6. aya değişen KDH farkı açısından istatistiksel olarak anlamlı bir fark olmadığı gözlenmiştir (p>0.05) (Şekil 30).

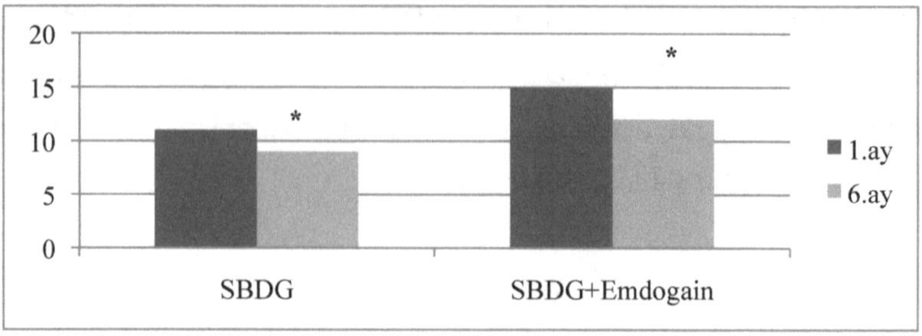

Şekil 30. KDH verilerinin karşılaştırılması (Miller sınıf I-II) (* p<0.05)

Kazanılan dişeti yüzey alanı (KDOA) tedavi edilen tüm hastalarda 1. ayda ortalama 44.53±2.99 mm^2, 6. ayda 37.28±2.74 mm^2 olarak hesaplanmıştır. KDOA ortalaması test grubunda, 1. ayda ortalama 46.15±17.81 mm^2; 6. ayda ise ortalama 39.50±3.72 mm^2 olarak kaydedilmiştir. Kontrol grubunda KDOA değerleri, 1. ayda ortalama 42.84±19.88 mm^2; 6. ayda ortalama 34.94±17.84 mm^2 olarak kaydedilmiştir. Birinci ayda KDOA açısından test ve kontrol grubu arasında istatistiksel olarak anlamlı bir fark gözlenmemiştir (p>0.05). Altıncı ayda KDOA açısından test ve kontrol grubu arasında istatistiksel olarak anlamlı bir fark bulunmamıştır (p>0.05). Ancak 1. ay ile 6. ay KDOA değerleri arasında her iki grupta da istatistiksel olarak anlamlı fark gözlenmiştir (p<0.05). Test ve kontrol grupları arasında 1. aydan 6. aya değişen KDOA farkı açısından istatistiksel olarak anlamlı bir fark olmadığı gözlenmiştir (p>0.05) (Tablo 3, Şekil 31).

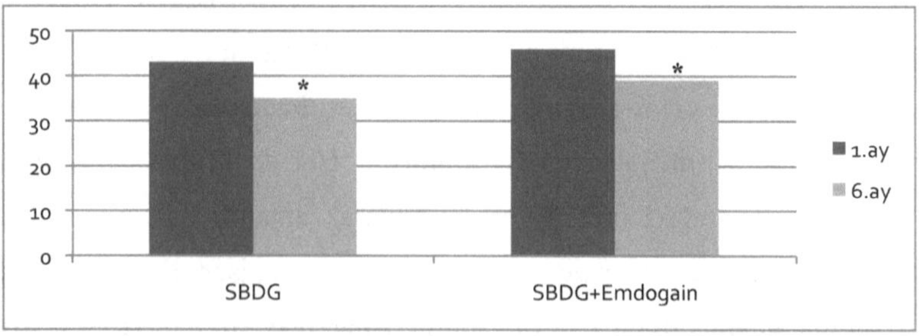

Şekil 31. KDOA verilerinin karşılaştırılması (* p<0.05)

Miller sınıf I ve II dişeti çekilme defektleri sınıf III'ten ayrılarak istatistiksel olarak analiz edildiği durumda da KDOA açısından iki grup arasında anlamlı bir fark gözlenmemiştir ($p>0.05$). Miller sınıf I ve II dişeti çekilme defektlerinde 1. ayda KDOA test grubunda 49.37±18.28 mm^2, kontrol grubunda ise 41.93±17.43 mm^2 olarak kaydedilmiştir. Altıncı ayda Miller sınıf I ve II dişeti çekilmelerinde KDOA değerleri test grubunda 42.75±16.82 mm^2, kontrol grubunda ise 33.13±14.36 mm^2 olarak kaydedilmiştir. Miller sınıf III dişeti çekilmelerinde 1. ayda KDOA değerleri test grubunda 33.25±7.84 mm^2, kontrol grubunda 36.25±13.55 mm^2 bulunmuştur. Altıncı ayda Miller sınıf III dişeti çekilmelerinde KDOA test grubunda 26.5±7.59 mm^2, kontrol grubunda 31.75±14.59 mm^2 olarak kaydedilmiştir. Her iki grupta da 1. ay ile 6. ay KDOA değerleri arasındaki fark istatistiksel olarak anlamlı bulunmuştur ($p<0.05$). Test ve kontrol grupları arasında 1. aydan 6. aya değişen KDOA farkı açısından istatistiksel olarak anlamlı bir fark olmadığı gözlenmiştir ($p>0.05$) (Şekil 32).

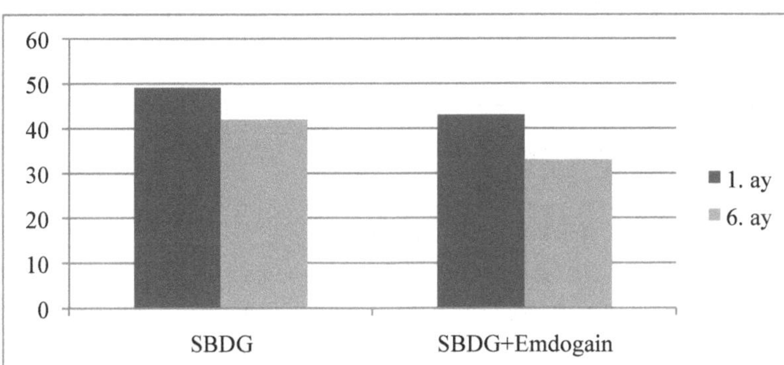

Şekil 32. KDOA verilerinin karşılaştırılması (Miller sınıf I ve II) (* $p<0.05$)

4.4. Korelasyon Analizi

Spearman Rho korelasyon analizi sonuçlarına göre SCD ile KDOA ve KDH arasında istatistiksel olarak anlamsız pozitif güçlü korelasyon olduğu gözlenmiştir ($p>0.05$). SCD ile DÇG ve DÇD arasında istatistiksel olarak anlamsız, negatif korelasyon tespit edilmiştir (p>0.05). KAS ile KDH, KDOA, DÇG ve DÇD arasında istatistiksel olarak anlamlı pozitif güçlü korelasyon olduğu gözlenmiştir (p<0.05). KDDB ile KDOA ve KDH arasında istatistiksel olarak anlamsız, pozitif korelasyon tespit edilmiştir (p>0.05). KDDB ile DÇG ve DÇD arasında istatistiksel olarak anlamlı, negatif güçlü korelasyon tespit edilmiştir (p<0.05) (Tablo 4).

Altıncı ayda KDOA ve KDH arasında istatistiksel olarak anlamlı, güçlü korelasyon bulunmaktadır (p<0.05). Altıncı ayda KDOA ve KDH arasında istatistiksel olarak anlamlı, pozitif güçlü korelasyon bulunmaktadır (p<0.05). Altıncı ay ve 1. ay DÇD değerleri ile başlangıçta ölçülen DÇD arasındaki fark ile KDOA ve KDH arasında istatistiksel olarak anlamlı, pozitif güçlü korelasyon tespit edilmiştir (p<0.05). Altıncı ay ve 1. ay DÇG değerleri ile başlangıçta ölçülen DÇG arasındaki fark ile KDOA ve KDH arasında istatistiksel olarak anlamlı, pozitif güçlü korelasyon tespit edilmiştir (p<0.05). Altıncı ay ve 1. ay KDDB değerleri ile başlangıçta ölçülen KDDB arasındaki fark ile KDOA ve KDH arasında istatistiksel olarak anlamlı, pozitif güçlü korelasyon tespit edilmiştir (p<0.05) (Tablo 5).

Tablo 4. Periodontal klinik parametreler ile KDH, KDOA, DÇD ve DÇG arasındaki korelasyon analizi (r: korelasyon katsayısı, p: istatistiksel anlamlılık değeri)(* p<0.05)

		KDYA	**KDH**	**DÇD**	**DÇG**
SCD	r	0.064	0.103	-0.018	-0.031
	p	0.69	0.53	0.90	0.83
KAS	r	0.923	0.845	0.961	0.794
	p	0.02*	0.03*	0.00*	0.00*
KDDB	r	0.343	0.183	-0.517	-0.471
	p	0.33	0.26	0.00*	0.04*

Tablo 5. Altıncı ay ve başlangıçta ölçülen klinik periodontal parametreler ile KDOA ve KDH arasındaki korelasyon analizi (B: Başlangıç, TS1: 1. ay, TS6: 6. ay, * p<0.05)

		KDYA (TS1)	KDYA (TS6)	KDH (TS1)	KDH (TS6)
DÇD	TS1-B r (p)	0.527 (0.01)*		0.554 (0.00)*	
	TS6-B r (p)		0.455 (0.00)*		0.528 (0.00)*
DÇG	TS1-B r (p)	0.366 (0.02)*		0.442 (0.00)*	
	TS6-B r (p)		0.447 (0.00)*		0.417 (0.00)*
KDDB	TS1-B r (p)	0.388 (0.02)*		0.467 (0.00)*	
	TS6-B r (p)		0.399 (0.01)*		0.429(0.02)*

5. TARTIŞMA VE SONUÇ

Dişeti çekilmesi, serbest dişeti kenarının apikale göç etmesi sonucunda kök yüzeyinin açığa çıkması olarak tarif edilmektedir (Oates ve ark., 2003). Bu tip dişeti sorunları ile diş hekimleri sık karşılaşmaktadır. Özellikle estetik kaygılar nedeniyle dişeti çekilmesi bulunan hastalar periodontal tedavi ihtiyacı hissetmektedir (Pini-Prato, 2011). Dişeti çekilmesi kök yüzeyi çürüklerine, dentin hassasiyetine ve hastalarda estetik kaygıların oluşmasına neden olmaktadır (McGuire ve ark., 2014). Serbest dişeti kenarının apikale göçü nedeniyle, dişeti çekilme bölgesinde plak kontrolü zorlaşmaktadır (Sheilesh ve Van Dyke, 2005). Oetersiz ağız bakımı, hatalı diş fırçalama, yüksek frenulum ve kas ataşmanlarının dişeti çekilmesine sebep olabileceği belirtilmiştir (Toker ve Ozdemir, 2009). Literatürdeki bu bilgilerden yola çıkarak hastaların estetik kaygılarının giderilmesi, açık kök yüzeyinde kök yüzeyi çürüğü oluşum riskinin azaltılması ve hastaların plak kontrolünün kolaylaştırılması amacıyla bu çalışmada dişeti çekilmesi bulunan dişlerin tedavi edilmesine karar verilmiştir. Dişeti çekilmesi tedavisinde konvansiyonel cerrahiye göre daha hassas bir yöntem olan periodontal mikrocerrahi tercih edilmiştir.

Tıp ve diş hekimliği alanlarındaki gelişmelerle birlikte mikrocerrahi ile tedavi giderek daha fazla kabul görmeye başlamıştır (Satyanarayana ve ark., 2011). Mikrocerrahi ile mümkün olduğu kadar az yara yüzeyi oluştuğu için, mikrocerrahi tekniği ile opere edilen vakalarda daha hızlı ve konforlu bir iyileşme sunulduğu belirtilmektedir (Tibbetts ve Shanelec, 2009). Ayrıca mikrocerrahide cerrahi işlemin mikroskop veya luplar ile yapılmasının, iyileşmenin kalitesini artırdığı rapor edilmektedir (Çakar, 2013). Cerrahi mikroskoplar ile operasyon sahasında iyi aydınlatma ve büyütme sağlandığı, dokular üzerinde daha hassas ve daha az travmatik çalışmaya imkan sağlandığı belirtilmektedir (Tibbetts ve Shanelec, 1994; Shanelec ve Tibbetts, 1996). Mikrocerrahi tekniklerin kullanıldığı alanlardan birisi de periodontolojidir. Literatürde periodontal mikrocerrahi tekniklerin kullanıldığı çok sayıda çalışma bulunmaktadır (Cortellini ve Tonetti, 2001; Francetti ve ark.,

2005; Burkhardt ve Lang, 2005; Andrade ve ark., 2010; Bittencourt ve ark., 2012). Burkhardt ve Lang (2005) üst kanin dişlerinde dişeti çekilmesi bulunan 10 hasta üzerinde yaptıkları bir çalışmada 5 hastayı test ve 5 hastayı ise kontrol grubu olarak belirlemiştir. Test grubunda kök yüzeyi kapatılması için periodontal mikrocerrahi teknikler, kontrol grubunda ise periodontal makrocerrahi teknikler uygulandığı rapor edilmiştir. Periodontal cerrahiden hemen sonra, cerrahiden 3 gün sonra ve 7 gün sonra greftlerin vaskülarizasyonunu değerlendirmek için florosan anjiyogramlar kullanıldığı belirtilmiştir. Bu ölçümlere ek olarak klinik parametrelerin başlangıçta, operasyon sonrası 1., 3., 6. ve 12. aylarda kaydedildiği ifade edilmiştir. Anjiyografik değerlendirmelerde test grubunda cerrahiden sonra %8.9±1.9 vaskülarizasyon görüldüğü belirtilmiştir. Periodontal cerrahi sonrası 3. ve 7. günde bu değerlerin %53.3±10.5 ve %84.8±13.5'e yükseldiği rapor edilmiştir. Kontrol grubunda ise başlangıç ve cerrahi sonrası 3. ve 7. günde bu değerler %7.95±1.8, %44.5±5.7 ve %64.0±12.3 olarak ölçüldüğü ifade edilmiştir. Periodontal cerrahi sonrasında mikrocerrahi grubundaki vaskülarizasyon seviyesinin makrocerrahi grubuna göre istatistiksel olarak anlamlı derecede fazla olduğu belirtilmiştir. İyileşme sonrası 1. ayda test grubunda %99.4±1.7, kontrol grubunda %90.8±12.1 kök yüzeyi kapanması gözlendiği rapor edilmiştir. Birinci ayda kök yüzeyi kapanma oranlarındaki farklılıkların istatistiksel olarak anlamlı bulunmadığı ifade edilmiştir. Birinci yılda ise test ve kontrol grubunda kök yüzeyi kapanma yüzdelerinin sırasıyla %98 ve %90 olarak hesaplandığını belirtilmiştir. Çalışmanın sonucunda periodontal mikrocerrahi yaklaşım ile kök yüzeyi kapatılmasında greft vaskülarizasyonunun daha fazla olduğu ve periodontal mikrocerrahide kök yüzeyi kapanma oranının periodontal makrocerrahiye göre anlamlı derecede fazla olduğu belirtilmiştir. Periodontal mikrocerrahinin avantajları dikkate alınarak bu çalışmada dişeti çekilmesi tedavisinde periodontal mikrocerrahi teknikler ve operasyon mikroskobunun kullanılmasına karar verilmiştir.

Cortellini ve Tonetti (2001) tarafından kemik içi defekti bulunan 26 hasta üzerinde yapılan bir çalışmada, ODR tedavi yöntemine ek olarak operasyon mikroskopları ve periodontal mikrocerrahi aletlerin kullanıldığı belirtilmiştir. Cerrahi sonrası; interdental alanda primer kapanma olup/olmadığı, KAS kazancı ve SCD'deki azalmanın değerlendirildiği ifade edilmiştir. Tedavi edilen tüm alanlarda tam kapanma sağlandığı ve hastaların %92.3'ünde iyileşme süresince dokulardaki tam kapanmanın idame edildiği belirtilmiştir. Klinik ataşman seviyesindeki ortalama kazancın 5.4±1.2 mm, sondlama derinliğindeki azalmanın 5.8±1.4 mm olduğu rapor edilmiştir. Tedavi sonrası ortalama DÇD'nin 0.4±0.7 mm olduğu belirtilmiştir. Çalışma sonucunda elde edilen veriler ışığında periodontal mikrocerrahi yaklaşımın interdental alanda primer kapanmanın sağlanmasında ve idame edilmesinde iyi bir yaklaşım olduğu belirtilmiştir. Mikrocerrahi ile minimal dişeti çekilmesi ile önemli boyutlarda klinik ataşman seviyesi kazancı elde edilebildiği ifade edilmiştir. Bu çalışmada da mikrocerrahinin primer yara kapanmasındaki başarısı gözönünde bulundurularak operasyon mikroskobu ve periodontal mikrocerrahi aletler kullanılmıştır. Bu çalışmanın sonucunda bütün hastalarda primer yara kapanması sağlanmıştır. Ancak 2 hastada kopan dikişler 3. gün kontrolünde yeniden suture edilmiştir. Hastalarda iyileşme sürecinde herhangi bir komplikasyon gözlenmemiştir.

Francetti ve ark. (2005) hastaların estetik beklentilerinin karşılanabilmesi için operasyon mikroskoplarının kullanılması gerektiğini belirtmiştir. Araştırmacılar operasyon mikroskoplarının, çalışma sahasının net bir şekilde görülmesini sağlayan, yararlı aletler olduğunu ifade etmiştir. Francetti ve ark.'nın (2005) çalışmasında dişeti çekilmesi (2-5 mm) bulunan 24 hastada çeşitli mukogingival cerrahi tekniklerin kullanıldığı belirtilmiştir. On iki hastada cerrahi mikroskop ile (test grubu), 12 hastada ise cerrahi mikroskop olmadan (kontrol grubu) çalışıldığı ifade edilmiştir. Dişeti çekilmesi ile ilişkili verilerin başlangıçta ve operasyon sonrası 12. ayda kaydedildiği belirtilmiştir. Hastaların tedavi sonrasında alınan fotoğraflarının üzerinde 1-3 büyütme altında estetik parametrelerin (skar bırakma, gingival marjin ve papil görünümü) değerlendirildiği ifade edilmiştir. Çalışma sonunda, test grubunda estetik parametrelerin değişiminin kontrol grubuna göre daha fazla olduğu ancak bu farkın istatistiksel olarak anlamlı olmadığı rapor edilmiştir. Kök yüzeyinin tam kapanma oranının 12. ayda test grubunda %86, kontrol grubunda ise %78 olarak kaydedildiği belirtilmiştir. Estetik değerlendirmelerde test grubunda daha az skar dokusu ve daha iyi marjinal profil oluşumu gözlendiği ifade edilmiştir. Francetti ve ark. 'nın (2005) çalışmalarının sonucunda daha iyi estetik sonuçların elde edilmesi ve kök yüzeyi kapanma oranının artırılmasında cerrahi mikroskop kullanımının periodontal cerrahiye katkısı olduğu rapor edilmiştir. Operasyon mikroskoplarının mukogingival cerrahide kullanılmasının konvansiyonel cerrahiye göre daha başarılı ve daha öngörülebilir sonuçlar elde edilmesini sağladığı belirtilmiştir. Kök yüzeyi kapatılması sonrasında ortaya çıkan sonuçların hastalar için estetik açıdan önemli olduğu gözönünde bulundurularak bu çalışmada da periodontal mikrocerrahi teknikler kullanılmıştır. Operasyon mikroskoplarının kullanımının daha hassas çalışmaya imkan sağlayarak tedavi başarısını olumlu yönde etkileyeceği düşünülmüştür. Bu çalışmada Francetti ve ark. (2005) tarafından kullanılan estetik değerlendirmelerin yapılmamasının bir eksiklik olduğu düşünülmektedir.

Andrade ve ark. (2010) tarafından yapılan çalışmada mikrocerrahi ve makrocerrahi yöntemler kullanılarak dişeti çekilmelerinin tedavi edildiği belirtilmiştir. Çalışmada dişeti çekilmelerinin tedavisinde KKF ve mine matriks protein türevleri kullanıldığı ifade edilmiştir. Onbeş hasta test (mikrocerrahi) grubu ve 15 hasta konrol (makrocerrahi) grubu olarak belirlenmiştir. Çalışmaya dahil edilen toplam 30 hastanın, 28'inin Miller sınıf I, 2'sinin sınıf III olduğu rapor edilmiştir. Gruplar arasında başlangıç klinik parametreler arasında istatistiksel olarak anlamlı bir farkın olmadığı belirtilmiştir. Altıncı ayda iki grup arasında kök yüzeyi kapatılması açısından anlamlı bir fark olmadığı rapor edilmiştir. Mikrocerrahi grubunda kök yüzeyi kapanması oranının %92, makrocerrahi grubunda ise %83 olduğu kaydedilmiştir. Çalışmanın sonucunda her iki yöntemin de dişeti çekilmesinin tedavisinde başarılı olduğu, periodontal parametreler açısından mikrocerrahi ve makrocerrahi gruplarının arasındaki farkın istatistiksel olarak anlamlı olmadığı belirtilmiştir. Ancak mikrocerrahi grubunda KDDB ve keratinize dişeti kalınlığı artışının makrocerrahi grubuna göre istatistiksel olarak daha fazla olduğu rapor edilmiştir.

Bu çalışmada mine matriks protein türevleri, SBDG ve KKF tekniği yalnızca SBDG ve KKF tekniği kullanılan grup ile karşılaştırılmıştır. Oalnızca SBDG ve KKF'nin uygulandığı grup kontrol grubu (n=23), SBDG ve KKF'ye ek olarak mine matriks protein türevlerinin ugulandığı grup test grubu (n=23) olarak belirlenmiştir. Çalışma gruplarının her ikisinde de istatistiksel olarak anlamlı KDDB artışı gözlenmiştir ($p<0.05$). Tüm gruplarda periodontal mikrocerrahi aletler kullanıldığı için makrocerrahi sonuçları ile karşılaştırılmamıştır.

Bittencourt ve ark. (2012), 24 hastada bulunan bilateral Miller sınıf I ve II dişeti çekilmelerinin tedavi ettikleri çalışmalarında, cerrahi mikroskopların tedavi üzerindeki etkisi değerlendirmiştir. Çalışmaya dahil edilen tüm defektlerde dişeti çekilmesi miktarının 2 mm≤ olduğu belirtilmiştir. Test grubu cerrahi mikroskop ile tedavi edilirken, kontrol grubunda cerrahi mikroskop kullanılmadığı ifade edilmiştir. Her iki grubun da SBDG ile tedavi edildiği belirtilmiştir. On iki ay takip edildiği belirtilen hastalarda, test grubunda kök yüzeyi kapanma oranı %98, kontrol grubunda ise %88.3 olarak rapor edilmiştir. Tam kök kapanması oranları ise sırasıyla %87.5 ve %58.3 olarak rapor edilmiştir. Her iki tedavi yöntemi ile dişeti çekilmesinin tedavisinde başarılı sonuçlar elde edildiği belirtilmiştir. Ancak cerrahi mikroskop kullanılarak dişeti çekilmesinin tedavi edilmesinden sonra daha iyi klinik sonuçlar elde edildiği bildirilmiştir. Literatürdeki çalışmalar incelendiğinde, klinik olarak makrocerrahi aletler ile başarılı sonuçlar elde edilmesine rağmen, mikrocerrahi ile elde edilen başarı oranının daha fazla olması nedeniyle bu çalışmada da periodontal mikrocerrahi teknikler tercih edilmiştir.

Bugüne kadar açık kök yüzeylerinin örtülmesi amacıyla çok sayıda periodontal cerrahi tedavi teknik ve bu tekniklerin modifikasyonları kullanılmıştır. Dişeti çekilmelerinin tedavisinde kullanılan yöntemlerin öngörülebilirliği ve kök yüzeyini kapatma oranları yüksek olmasına rağmen daha iyi yöntemlerin geliştirilmesi için araştırmalar devam etmektedir (Gottlow ve ark., 1990; Paolantonio ve ark., 2002; Andrade ve ark., 2010; Dilsiz ve ark., 2010; Bittencourt ve ark., 2012; Kuis ve ark.,

2013; Kuru ve Oıldırım, 2013). SBDG keratinize dişeti miktarı ve kalınlığında artış sağlaması, rejeneratif sonuçların sınırlı da olsa elde edilebilmesi, otojen greftlerin kullanılması, operasyon sonrası estetik sonuçların elde edilebilmesi ve tekrarlayan cerrahiye gerek duyulmaması gibi avantajları sebebiyle periodontal plastik cerrahide sıklıkla tercih edilmektedir. Bu çalışmada da SBDG tekniği KKF ile birlikte kullanılmıştır. SBDG tekniği uygulanırken Langer ve Langer (1985) tarafından tanımlanan flep tekniği uygulanmıştır.

Langer ve Langer (1985) çalışmalarında 56 hastayı 4 yıl takip ettiklerini ve SBDG tedavisi sonrasında 2-6 mm kök yüzeyi kapanması sağladıklarını rapor etmiştir. Çalışmada ameliyat sonrasında SDG'ye göre hasta şikayetlerinin daha az olduğu ve estetik sonuçların daha iyi olduğu belirtilmiştir.

SBDG başarısında greftin kalınlığının yeterli olması önemlidir. Literatürde ideal greft kalınlığının 1-2 mm olması gerektiği belirtilmiştir (Hatipoğlu ve ark., 2007). Bu bilgiden yola çıkarak bu çalışmada standart olarak 1.5 mm kalınlığında greft elde edebileceğimiz Harris greft bıçağı kullanılmıştır.

Dişeti çekilmesi tedavisinde kullanılan bir diğer tedavi yöntemi de mine matriks protein türevleri ile birlikte uygulanan periodontal plastik cerrahi işlemlerdir. Histolojik çalışmalar mine matriks protein türevlerinin kullanımının dişeti çekilmelerinde yeni ataşman aparatı oluşturarak iyileşme sağladığını göstermektedir (Hammarström ve ark., 1997).

Rasperini ve ark. (2000) tarafından yayınlanan vaka raporunda 6 mm dişeti çekilmesi bulunan bir kanin dişin SBDG ve mine matriks protein türevleri ile tedavi edildiği belirtilmiştir. Tedaviden 6 ay sonra dişin çekildiği ve histolojik olarak incelendiği ifade edilmiştir. Histolojik olarak incelendiğinde bölgede yeni oluşan sement, kemik ve semente uzanan bağ dokusu fibrillerinin gözlendiği belirtilmiştir. Bu çalışmada histolojik değerlendirme yapılamamıştır. Ancak mine matriks protein türevlerinin rejenerasyona katkısı literatürdeki çalışmalarla desteklenmektedir. (Hammarström ve ark., 1997; Rasperini ve ark., 2000; Sculean ve ark., 2003; Henriques ve ark., 2010).

Literatürde mine matriks protein türevlerinin periodontal plastik cerrahide kullanıldığı çok sayıda çalışma mevcuttur (McGuire ve ark., 2012; Roman ve ark., 2013; Rebele ve ark., 2014; Zuhr ve ark., 2014b). Mcguire ve ark. (2012) yayınladıkları bir çalışmada, SBDG ve mine matriks protein türevleri ile tedavi edilen 17 hastanın 10 tanesini 10 yıl süre ile takip ettiklerini rapor etmiştir. Çalışmada hastaların yarım çenesinde SBDG ile birlikte KKF tekniği, diğer yarım çenede ise SBDG ve KKF tekniğine ek olarak mine matriks protein türevleri kullanılmıştır. Onuncu yıl sonuçlarına göre klinik parametrelerde iki grup arasında istatistiksel olarak anlamlı bir fark gözlenmediği belirtilmiştir. Her iki tedavi yönteminde de sonuçların uzun dönem takip edildiğinde stabil kaldığı rapor edilmiştir. Çalışmanın sonucuna göre iki yönteminde dişeti çekilmelerinin tedavisinde etkili ve başarılı yöntemler olduğu belirtilmiştir. Çalışmadan elde edilen sonuçlar ile bu çalışma takip süresi açısından farklı olmasına rağmen bu çalışma ile uyumlu bulunmuştur.

Zuhr ve ark. (2014b) tarafından yayınlanan bir çalışma serisinde, 47 dişeti çekilmesi tedavi edilmiştir. Çalışma serisinin dişetindeki hacimsel değişikliklerin değerlendirildiği kısmı Rebele ve ark. (2014) tarafından yayınlanmıştır. Çalışmada, SBDG ve tünel tekniği ile KKF ve mine matriks protein türevlerinin kullanıldığı iki grup karşılaştırılmıştır. Araştırmacılar SBDG ve tünel tekniğinin uygulandığı grupta daha kalın dişeti elde ettiklerini kaydetmiştir. Klinik olarak SBDG ile tedavi edilen grupta ortalama %98.4 kök yüzeyi kapatılması sağlanırken, tam kök yüzeyi kapanması %78.6 olarak rapor edilmiştir. KKF ve mine matriks protein türevleri uygulanan grupta ortalama kök yüzeyi kapanma oranı %71.8, tam kök yüzeyi kapanma oranı %21.4 olarak rapor edilmiştir. İki grup arasındaki kök yüzeyi kapanma oranı farkı istatistiksel olarak anlamlı bulunmuştur. Zuhr ve ark.'nın (2014b) çalışmasında SBDG (tünel tekniği) uygulanan grupta kök yüzeyi kapanma oranı %98.4 olarak rapor edilmiştir.

Bu çalışmada SBDG Langer tekniği kullanılarak yapılmıştır. Çalışmada SBDG ve KKF tekniği kullanılan grupta tüm defektlerde kök yüzeyi kapanması oranı %64.26±31.78 olarak kaydedilmiştir. Zuhr ve ark.'nın (2014b) çalışmasının sonuçlarıyla bu çalışma sonuçları arasındaki farkın, hasta popülasyonunun farklı olmasına, SBDG uygulamasında farklı tekniklerin kullanılmasına ve bu çalışmada sınıf III defektlerin de dahil edilmiş olmasına bağlı olduğu düşünülmüştür. Bu çalışmada Miller sınıf I dişeti çekilmelerinin kök yüzeyi kapanma oranı test grubunda %89.11±23.57, kontrol grubunda %80.92±23.57 olarak belirlenmiştir. Miller sınıf II dişeti çekilmelerinin kök yüzeyi kapanma oranı test grubunda %66.96±19.72, kontrol grubunda ise %65.93±25.81 olduğu gözlenmiştir. Miller sınıf III dişeti çekilmelerinin kök yüzeyi kapanma oranı test grubunda %53.81±20.52; kontrol grubunda ise %30.92±4.15 olarak kaydedilmiştir. Miller sınıf I ve II defektler birlikte değerlendirildiğinde test grubunda kök yüzeyi kapanma oranı %80.65±25.14, kontrol grubunda ise %75.52±28.17 olarak tespit edilmiştir. Çalışmadaki iki grup kıyaslandığında ise mine matriks protein türevlerinin uygulandığı grupta kök yüzeyi kapanmasının daha fazla olduğu ancak mine matriks protein türevleri kullanılmayan gruba göre istatistiksel olarak anlamlı bir farkın bulunmadığı tespit edilmiştir ($p>0.05$).

Carney ve ark. (2012) yaptıkları bir çalışmada serumla ya da insan trombosit kaynaklı büyüme faktörü ile ıslattıkları aselüler dermal matriksin Miller sınıf I ve III dişeti çekilmesi defektlerindeki kök yüzeyi kapanma oranları değerlendirmiştir. Çalışmada KKF tekniği kullanılmıştır. Altıncı ayda Miller sınıf I ve III defektlerde anlamlı derecede kök yüzeyi kapanması gözlendiği belirtilmiştir. Altıncı ayda insan trombosit kaynaklı büyüme faktörü uygulanan grupta kök yüzeyi kapanma oranının %69, serum uygulanan grupta ise %76.7 olarak rapor edilmiştir. Miller sınıf I defektlerde serum uygulanan grupta %84.7, insan trombosit kaynaklı büyüme faktörü uygulanan grupta ise %84.1 olarak kaydedilmiştir. Miller sınıf III defektlerde serum uygulanan grupta %60.8, insan trombosit kaynaklı büyüme faktörü uygulanan grupta ise %51.5 olarak kaydedilmiştir. Çalışmadan elde edilen veriler sonucunda iki grup arasında istatistiksel olarak anlamlı bir fark gözlenmediği belirtilmiştir. Bu çalışmada sınıf I ve III defektlerin tedavi sonuçlarının birlikte değerlendirilmesi, sınıf III'de daha az kök yüzeyi kapanması sağlanabildiği için toplam kök yüzeyi kapanma oranının azalmasına neden olmuştur. Bu çalışmada da sınıf I, II ve III defektlerin kök yüzeyi kapanma oranları birlikte değerlendirildiğinde, sınıf I ve II'ye göre daha az kök yüzeyi kapanma oranı elde edilmiştir. Carney ve ark. (2012) tarafından yapılan çalışmanın sonuçları bu çalışmayla uyumlu bulunmuştur.

Borghetti ve Louise (1994) yaptikları bir çalışmada 15 çift Miller sınıf I, II ve III dişeti çekilmesini, bağ dokusu grefti ile tedavi edilen ve herhangi bir tedavi uygulanmayan iki gruba ayırarak karşılaştırmıştır. Hastaların bir yıl takip edildiği belirtilmiştir. SBDG'nin üzerinin çift papil tekniği ile kapatıldığı belirtilmiştir. SBDG ve çift papil tekniği kullanılarak tedavi edilen grupta %70.5 oranında kök yüzeyi kapanması olduğu rapor edilmiştir. SBDG ve çift papil tekniği ile tedavi edilen grupta DÇD değerlerinin 3.66 mm'den 1.09 mm'ye azaldığı rapor edilmiştir. Tedavi edilmeyen grupta ise klinik periodontal parametrelerde istatistiksel olarak anlamlı bir değişimin gözlenmediği belirtilmiştir. Çalışmadan elde edilen sonuçlar ile bu çalışmanın sonuçları uyumlu bulunmuştur. Bu çalışmada test grubunda kök yüzeyi kapanma oranı %71.89±25.21; kontrol grubunda ise %64.82±31.78 bulunmuştur. Test grubuyla kontrol grubu arasında DÇD değerlerindeki azalma açısından çalışma süresince anlamlı bir fark olmadığı belirlenmiştir ($p>0.05$). Bu çalışmada Miller sınıf I dişeti çekilmelerinin kök yüzeyi kapanma oranı test grubunda %89.11±23.57, kontrol grubunda %80.92±23.57 olarak belirlenmiştir. Test grubundaki 9 adet sınıf I defektin altısında %100 kök yüzeyi kapanması elde edilmiştir. Kontrol grubunda ise 9 adet sınıf I defektin altısı ve 8 adet sınıf II defektin ikisinde tam kök yüzeyi kapanması sağlanmıştır. Miller sınıf II dişeti çekilmelerinin kök yüzeyi kapanma oranı test grubunda %66.96±19.72, kontrol grubunda ise %65.93±25.81 olduğu gözlenmiştir. Miller sınıf III dişeti çekilmelerinin kök yüzeyi kapanma oranı test grubunda %53.81±20.52; kontrol grubunda ise %30.92 olarak kaydedilmiştir.

Roman ve ark. (2013), SBDG'ye ek olarak mine matriks protein türevleri kullandıkları grup ile yalnızca SBDG uygulanan grubu karşılaştırmış ve mine matriks protein türevlerinin SBDG sonuçlarına artı bir katkısı olmadığını belirtmiştir. Klinik olarak mine matriks protein türevleri bu şekilde değerlendirmelerine rağmen histolojik olarak yeni bağ dokusu ataşman aparatı ve erken dönem yara iyileşmesine katkıda bulunduğu için bu konuda çalışmalarının yetersiz olduğunu rapor edilmiştir. Çalışmadan elde edilen sonuçlar bu çalışma ile uyumlu bulunmuştur. Bu çalışmada da mine matriks protein türevlerinin periodontal tedaviyi olumlu yönde etkilediği ancak bu sonuçların istatistiksel olarak anlamlı olmadığı belirlenmiştir ($p>0.05$).

Mine matriks protein türevleri ve mikrocerrahi teknikler kemik içi defektlerin tedavisinde de kullanılmaktadır. Cortellini ve Tonetti (2007), derin kemik içi defektlerde mine matriks protein türevleri kullanarak yaptıkları bir çalışmada 1. yılda ortalama 4.8±1.9 mm KAS kazancı sağladıklarını belirtmiştir. Cortellini ve Tonetti'nin (2007) çalışmasında mikrocerrahi aletler kullanılmış olup tedavi edilen 13 hastanın yedisinde kemik dolumunun %100 gerçekleştiği rapor edilmiştir. Bu vaka serisinden yola çıkarak mikrocerrahi teknikler ve mine matriks protein türevleri kullanımıyla mükemmel klinik iyileşme sağlanabildiği belirtilmiştir. Dişeti çekilmelerinin yanı sıra kemik içi defektlerin tedavisinde de mine matriks protein türevleri ve mikrocerrahi aletlerin kullanımının tedavi başarısına katkıda bulunduğu düşüncesinden yola çıkarak bu çalışmada da periodontal mikrocerrahi aletler ve mine matriks protein türevleri birlikte kullanılmıştır.

Dişeti çekilmeleri epidemiyolojik açıdan da incelenmektedir. Özdemir ve Toker (2009) tarafından yapılan bir çalışmada Türk popülasyonunda erkeklerde dişeti çekilmesi bulunan bölge sayısının kadınlara göre daha fazla olduğu belirtilmiştir. Bu çalışmada 17 kadın hastada bulunan 26 defekt , 13 erkek hastada bulunan 20 defekt dahil edilmiştir. Bu çalışmada birey ve defekt sayısı oranlandığında cinsiyetler arasında anlamlı bir fark bulunmadığı gözlenmiştir ($p>0.05$). Toplam 46 defektin 23'ü test, 23'ü kontrol grubunda yer almıştır. Literatürde dişeti çekilmesi tedavisindeki başarı oranlarının değerlendirilmesi Miller'in sınıflandırması göz önüne alınarak yapılmıştır. Çalışmada Miller sınıf I, II ve III dişeti çekilmesi bulunan hastalar dahil edilmiştir. Miller'e göre, interproksimal kemik kaybının bulunmadığı sınıf I ve II çekilmelerde tam kök yüzeyi örtülmesi beklenebilirken, interproksimal kemik kaybının olduğu sınıf III çekilmelerde sadece kısmi kök yüzeyi örtülmesi sağlanabilmektedir. Sınıf III dişeti çekilmelerinde, tahmini kök yüzeyi kapanma miktarı periodontal sond yardımıyla belirlenebilmektedir. Periodontal sond horizontal olarak iki dişi birbirine bağlayan doku seviyesine midfasiyal bölgeden tutulmaktadır. Bu işlem dişin her iki tarafı için de tekrarlanmaktadır. Buradan geçen hayali çizginin tahmini kapatılabilecek bölge olduğu düşünülmektedir (Pini-Prato, 2011). Pini-Prato (2011) tarafından yapılan bir çalışmada, Miller sınıflamasının değerlendirmesi yapılmıştır. Bu değerlendirmeye göre, Miller dişeti çekilmesi sınıflamasının yararlı ancak yeterince ayrıntılı olmadığı belirtilmiştir. Örneğin mukogingival hatta ulaşmayan ancak interproksimal bölgede bir miktar periodontal doku kaybı olan vakalarda bu sınıflamanın yetersiz kaldığı ifade edilmiştir. Bu çalışmada da bu tip dişeti çekilmesi olan 2 vaka tespit edilmiş olup, bu dişlerin sınıflandırması için 5 diş hekiminden yardım alınmıştır. En az 4 yıldır periodontoloji alanında çalışan bu hekimlerden fotoğraflar ve indeksler yardımıyla Miller sınıflaması yapmaları istenmiş, sayısal olarak fazla çıkan sınıf baz alınmıştır. Pini-Prato ve ark. (2010), Miller sınıflamasında önceliğin çekilme bölgesinde bulunan yumuşak dokuya verildiğini ancak sement üzerinde derin bir servikal defekt varlığında sınıf I çekilmelerinde dahi tam kök yüzeyi kapanmasının elde edilemeyebileceğini kaydetmiştir. Kök yüzeyi örtülmesinde dişeti kalınlığı, çekilme derinliği ve genişliği gibi lokal faktörlerin kök yüzeyi kapanma başarısı ile ilişkili olabileceği belirtilmiştir (Woodyard ve ark., 2004). Açık kök yüzeyinin morfolojisinin prognozu etkileyeceği düşünülerek kök yüzeyinde defekt ve/veya restorasyon bulunan dişler bu çalışmaya dahil edilmemiştir.

Periodontal mikrocerrahide operasyon mikroskoplarını kullanan diş hekimleri oral kavitede belli bölgelerde mikroskopları kullanırken zorluk yaşadıklarını belirtmiştir. Bu durumlarda ise lupların kullanımı önerilmektedir (Burkhardt ve Lang, 2005). Bu çalışmaya grupların standardize edilmesi ve diş/yumuşak dokuya ait lokal faktörlerin en aza indirilmesi amacıyla yalnızca anterior ve premolar dişler dahil edilmiştir. Anterior ve premolar dişler tercih edildiği için lup yerine operasyon mikroskobu kullanılmıştır.

Pini Prato ve ark. (2000), dişeti çekilmesinin tedavisinde, operasyon esnasında flepte oluşan gerginliğin tedavi başarısını etkilediğini belirtmektedir. Her diş bölgesinde flebin aynı şekilde kaldırılması ve gerilimsiz konumlandırılması anatomik sınırlamalardan dolayı mümkün olamamaktadır. Sınıf III ve IV'ün ayırımında kullanılan komşu diş referansı, komşu diş yokluğunda yapılamamaktadır. Bunun çalışma dizaynını olumsuz yönde etkileyebileceği ifade edilmiştir. Bu sebeple çalışmaya komşu dişi bulunmayan sınıf III dişeti çekilmeleri dahil edilmemiştir. Bouchard ve ark. (2001) yayınladıkları çalışmalarında, Miller sınıf III tipi çekilme defektlerinin tedavisinin dişlerin prognozunu olumlu yönde etkilediğini belirtilmelerine rağmen tam kök yüzeyi kapanmasının sağlanmasının mümkün olmadığını rapor etmiştir. Sınıf III dişeti çekilmelerinin tedavi edilip prognozlarının iyileştirilmesi amacıyla sınıf III dişeti çekilmeleri de bu çalışmaya dahil edilmiştir.

Aroca ve ark. (2010) tarafından yapılan çalışmada ise sınıf III dişeti çekilmelerinin tedavisinde, SBDG ve modifiye tünel tekniğine ek olarak mine matriks protein türevleri kullanılmıştır. Hastaların bir yarım çenesine mine matriks protein türevleri ile birlikte SBDG ve modifiye tünel tekniği uygulanırken, diğer yarım çeneye aynı cerrahi yöntem mine matriks protein türevleri uygulanmaksızın tatbik edilmiştir. Bu çalışmaya sistemik olarak sağlıklı 20 birey dahil edilmiştir. Hastalarda en az üç, birbirine komşu dişinde dişeti çekilmesi bulunma kriteri aranmıştır. Hastalar 28. gün, 3., 6. ve 12. ayda kontrole çağrılmıştır. Operasyon sonrası 1. yılda mine matriks protein türevleri uygulanan grupta ortalama kök yüzeyi kapanma miktarı %82, uygulanmayan grupta ise %83 olduğu rapor edilmiştir. Tüm cerrahi operasyonların sonucunda 8 hastada tam kök yüzeyi kapanması elde edilebildiği belirtilmiştir. Aroca ve ark.'nın (2010) yaptıkları çalışmanın sonucunda SBDG ve modifiye tünel tekniğinin sınıf III dişeti çekilmelerinin tedavisinde başarılı bir yöntem olduğu ve mine matriks protein türevlerinin operasyon sonuçlarını olumlu veya olumsuz yönde etkilemediği rapor edilmiştir.

Bu çalışmada SBDG tekniği Miller sınıf I, II, III defektlere uygulanmıştır. Çalışmada 18 adet sınıf I, 17 adet sınıf II ve 11 adet sınıf III dişeti çekilmesi tedavi edilmiştir. SBDG uygulamasında Langer tekniği kullanılmıştır. Gruplar arasında sınıflamaya göre defekt sayıları açısından anlamlı fark bulunmamıştır ($p>0.05$).

Sculean ve ark. (2011) mine matriks protein türevlerinin KKF ve SBDG'nin sonuçlarının maksimize edilmesi, periodontal yara iyileşmesi ve rejenerasyona katkı sağlamak amacıyla kullanılabileceğini ifade etmiştir. Emdogain'in içinde bulunan mine matriks proteinlerinin hücre differansiyasyonu üzerinde etkili olduğu düşünülmektedir. Mine matriks protein türevlerinin periodontal ligament fibroblastları, gingival fibroblastlar ve epitel hücrelerinin proliferasyonunu olumlu yönde etkilediği kaydedilmiştir.

Mine matriks protein türevlerinin total protein sentezini ve proteoglikan/glikoprotein gibi spesifik ekstrasellüler matriks moleküllerinin stimulasyonunu artırdığı belirtilmektedir. Mine matriks protein türevlerinin etkisinin hücre tipi ve differansiyasyon/maturasyon evresinde olmasına göre transforme edici büyüme faktörü beta 1, kemik morfojenik protein 2, kemik morfojenik protein 7, trombosit kaynaklı büyüme faktörü, vasküler endotelyal büyüme faktörü, bağ dokusu büyüme faktörü, fibroblast büyüme faktörü 2, insülin benzeri büyüme faktörü 1, tümör nekroz faktör alfa, interlökin 6, interlökin 8, prostoglandin E2, osteopontin, kollajen tip 2, kollajen tip 10, matriks metalloproteinaz 2 ve alkalin fosfataz seviyesini düzenlemek üzerine olduğu belirtilmektedir. Bu moleküllerin de yumuşak/sert dokularda yara iyileşmesine katkıda bulunduğu rapor edilmiştir. Mine matriks protein türevlerinin hücre proliferasyonu üzerine olumlu etkisi olduğu belirtilmektedir (Bosshardt, 2008). Bu bilgiler ışığında mine matriks protein türevlerinin SBDG operasyonlarının klinik sonuçlarını olumlu yönde etkileyeceği hipotezi kurulmuştur. Ancak bu çalışmadan elde edilen verilere göre mine matriks protein türevlerinin makroskopik düzeyde klinik doku kazancı üzerinde istatistiksel olarak anlamlı bir etkisi bulunamamıştır.

Spahr ve ark. (2002) mine matriks protein türevlerinin Actinobacillus actinomycetemcomitans, Porphyromonas gingivalis ve Prevotella intermedia gibi periodontal patojenler üzerindeki etkisini incelemişlerdir. Bu çalışmadan elde edilen verilerde mine matriks protein türevlerinin gram negatif bakteriler üzerinde inhibe edici etkisi olduğu belirtilmiştir. Gram pozitif bakterilerde bu şekilde bir inhibasyonun olmadığı kayıt edilmiştir. Bu çalışmadan elde edilen verilere göre periodontal yara iyileşmesinde mine matriks protein türevlerinin bakteri kolonilerini inhibe edici özellikte olduğu ve böyle bir ortamın sağlanmış olmasının iyileşme sürecine yardımcı olacağı bildirilmiştir. Mine matriks protein türevlerinin klinik başarıyı artırması yanı sıra mikrobiyolojik olarak bakteri kolonilerini inhibe etmesi, bu çalışmada mine matriks protein türevlerinin kullanılmasının sebeplerindendir. Ancak çalışmada mikrobiyolojik analiz yapılmamıştır. Bu nedenle mikrobiyolojik açıdan bir değerlendirme yapılamamıştır.

Schwartz ve ark. (2000), mine matriks protein türevlerinin osteoblast hücreleri üzerindeki etkisini analiz ettikleri çalışmalarında, mine matriks protein türevlerinin proliferasyon veya diferensiyasyonda etkili olduğunu rapor etmişlerdir. Doza bağlı olarak alkalen fosfataz aktivitesinin ölçülmesi ve osteokalsin üretiminin değerlendirilmesiyle elde edilen sonuçlara göre, mine matriks protein türevlerinin erken aşamada proliferasyonu stimüle ederken, geç safhalarda diferensiyasyonu artırdığı belirtilmiştir. Söz konusu çalışmada mine matriks protein türevlerinin büyüme faktörleri gibi görev yaptığı ifade edilmiştir. Kollagen ve proteoglikanların üretiminde ise mine matriks protein türevlerinin herhangi bir etkisi olmadığı vurgulanmıştır.

Sayar ve ark. (2013) yaptıkları çalışmada, KKF ve mine matriks protein türevleri ile tedavi edilen dişeti çekilmelerinin yalnızca SBDG uygulanan dişeti çekilmeleriyle benzer sonuçlar gösterdiğini rapor etmiştir. İki grup arasında istatistiksel olarak anlamlı bir fark olmadığı belirtilmiştir.

Alkan ve Parlar (2013) tarafından yapılan bir çalışmada, SBDG ve mine matriks protein türevlerinin Miller sınıf I ve sınıf II dişeti çekilmelerindeki tedavi başarısının değerlendirilmesi amaçlanmıştır. Bu çalışmada 12 hastada bulunan 56 defekt tedavi edilmiştir. Bir grup KKF ve mine matriks protein türevleri ile, diğer grup ise KKF ve SBDG ile tedavi edilmiştir. KKF ve mine matriks protein türevleri uygulanan grubun kök kapanma oranı %89±17 iken, KKF ve SBDG'nin birlikte uygulandığı grupta kök kapanma oranının %93±17 olduğu rapor edilmiştir. Her iki grupta da dişeti çekilme derinliği ve çekilme genişliğinde azalma, keratinize dişeti dikey boyutunda ve klinik ataşman seviyesinde artış sağlandığı belirtilmiştir. Çalışmadan elde edilen veriler ışığında, her iki yöntemin de Miller sınıf I ve II dişeti çekilmelerinin tedavisinde başarılı yöntemler olduğu, istatistiksel olarak anlamlı olmasa da SBDG ve KKF'nin uygulandığı grubun klinik sonuçlarının diğer gruba göre daha iyi olduğu rapor edilmiştir.

Bu çalışmada test grubuna SBDG ve KKF'ye ek olarak mine matriks protein türevleri uygulanmıştır. Çalışmada klinik parametreler açısından mine matriks protein türevleri uygulanan grupta dişeti çekilmesi tedavisinin daha başarılı olduğu gözlenmiştir. Ancak mine matriks protein türevleri uygulanmayan grup ile karşılaştırıldığında iki grup arasında istatistiksel olarak fark gözlenmemiştir ($p>0.05$). Çalışmadan elde edilen bu sonuçlar "dişeti çekilmelerinin tedavisinde periodontal mikrocerrahi ve SBDG tedavisine ek olarak uygulanan mine matriks protein türevleri kullanımının, mine matriks protein türevleri kullanılmamasına göre daha etkili bir tedavi yöntemi olacağı" hipotezini desteklemektedir ancak iki grup arasındaki fark istatistiksel olarak anlamlı bulunmamıştır.

Literatürde periodontal cerrahi sonrası operasyon başarısını tam olarak değerlendirebilmek için bölgeyi yeniden açmak ve/veya histolojik değerlendirme yöntemleri uygulanabilmektedir. Ancak bu değerlendirmeler çalışma için uygun olmadığından bu yöntemler tarafımızca kullanılmamıştır. Genel olarak periodontal sondlama ile elde edilen ölçümlerin tekrarlanabilir olması ve klinik olarak kabullenilebilir olduğu belirtilmiştir. Ancak uzun zaman aralıklarından sonra tekrarlanan ölçümlerin yöntemin kesinliğini etkileyebileceği belirtilmiştir (Buduneli ve ark., 2004). Oumuşak doku kalınlığının ölçümü, lokal anesteziyi takiben periodontal sond, enjeksiyon iğnesi ve endodontik eğe gibi aletlerin yumuşak dokuya kemik teması alınana kadar batırılması ile yapılabilmektedir. Son yıllarda bu amaçla ultrasonik cihazlar ve bilgisayarlı tomografi cihazları da kullanılmaktadır (Olsson ve ark., 1993; Eger ve ark., 1996; Studer ve ark., 1997; Wara-aswapati ve ark., 2001). Ronay ark. (2011) periodontal sondla dişeti çekilme boyutlarının ölçülmesinde, sondun tipinin ve ölçüm yapan kişiye bağlı faktörlerin etkili olduğu belirtmiştir. Periodontal sondlama ile dişeti çekilmesi, keratinize doku genişliği, yumuşak doku marjininin seviyesi, papilla yüksekliği gibi klinik ölçümler 0.5 mm' ye yakın bir kesinlikle yapılabilmektedir. Periodontal sondlama kolay bir yöntemdir. Ancak bu yöntemle üç boyutlu ölçümler elde edilememektedir (Ronay ve ark., 2011).

Bu çalışmada klinik verilerin değerlendirilmesi amacıyla periodontal sondla klinik parametreler ölçülmüştür. Klinik parametrelerin ölçümünün standardize edilmesi amacıyla tüm ölçümler aynı araştırmacı (H.Ş.A) tarafından alınmış ve aynı tip sond kullanılmıştır. Literatürde üç boyutlu dijital tarama ile elde edilen verilerin dişeti çekilmesi tedavisi sonrasında sonucun değerlendirilmesi amacıyla kullanılabileceğini ifade eden sınırlı sayıda çalışma bulunmaktadır (Mehl ve ark., 1997; Rosin ve ark., 2002; Lehmann ve ark.; 2012).

Lehmann ve ark. (2012) çalışmalarında üç boyutlu optik tarayıcılar (Activity, Smart Optics Sensor-Technik, Bochum, Germany) ile elde edilen verilerin kullanımının diş hekimi ve hasta için görsel bir veri olması, çekilme boyutlarının belirlenebilmesi, hasta eğitiminde ve tedavi planında kullanılabilir olmasını yöntemin avantajları olarak belirtmiştir. Bu tarayıcılar kullanılarak elde edilen dijital görüntülerin dişeti çekilmesi tedavisi sonrasında tekrar görüntülenebilir olması, tedavi sonrası hacimsel değişikliklerin erken evrede tespitine olanak sağlayabileceği belirtilmiştir. Bu yöntemin özellikle estetik bölgede dişeti dişeti çekilmelerinin tedavisinde önemli avantajlar sağlayacağı bildirilmiştir. Ancak bu hacimsel analiz yönteminin in vitro koşullarda çalışılması ve zaman alıcı olması çalışmanın eksiklikleri olarak rapor edilmiştir. Çalışmanın sonucunda dişeti çekilmelerinin tedavisinde hacimsel veri analizlerinin klinik olarak değerlendirilmesinin gerekliliği vurgulanmıştır. Bu çalışmada fotoğraf analizi veya alçı modelleme yerine üç boyutlu ağız içi görüntüler kullanılmıştır.

Lehmann ve ark. (2012) çalışmalarında alçı modeler üzerinde taramalar yapmıştır, bu çalışmada ise dijital görüntüler optik tarayıcı yardımıyla direkt olarak hasta ağzından kaydedilmiştir. Ölçü maddeleri dişleri ve komşu yumuşak dokuları kaydetmek amacıyla diş hekimi kliniklerinde sıklıkla kullanılmaktadır. Diş ve komşu dokularının yapısını gerçeğe en yakın şekilde labaratuar ortamına aktarılması klinik açıdan önemli bir olgudur (Meral ve Akça, 2010). Ölçü teknikleri ve materyallerindeki gelişmelere rağmen klinikte konvansiyonel ölçü yöntemleri ile tatmin edici sonuçlara ulaşılamadığı durumlar olmaktadır. Seelbach ve ark. (2013) dijital ölçülerin konvansiyonel ölçülere bir alternatif olabileceği belirtmiştir. Ölçü maddesi ve elde edilen alçı modelin kullanılan ölçü tekniği ve materyale bağımlı olduğu belirtilmiştir. Ouzbasıoglu ve ark. (2014) ölçülerin alınması sırasında uygulanan su-toz oranı, elle veya vakumla karıştırma tekniklerinin de modelin boyutlarını etkilediği rapor etmiştir. Konvansiyonel ölçü yöntemi ile dijital ölçü yönteminin karşılaştırıldığı çalışmada dijital ölçü yöntemlerinin konvansiyonel ölçü yöntemlerine göre daha üstün olduğu belirtilmiştir. Çalışmada dijital ölçülerin en önemli avantajının klinik zaman kazancı olduğu belirtilmiştir. Elde edilen ölçülerin neden olabileceği çapraz enfeksiyondan korunmak amacıyla ölçüler dezenfekte edilmektedir. Dezenfektasyon işleminde kullanılan kimyasal ajanlar da ölçülerin boyutsal stabilitesini etkilediği belirtilmiştir (Meral ve Akça, 2010). Konvansiyonel ölçü alımı ve model üretimi sırasında oluşabilecek problemlerin ölçülen dişeti boyutlarını önemli ölçüde etkileyeceği düşünülmektedir.

Çalışmada üç boyutlu görüntülerin alınması için CAD/CAM sistemi tarayıcısı kullanılmıştır. CAD/CAM sistemlerinde iyi kurutulmayan bölgelerde artifaktların oluşması görüntü kalitesini olumsuz yönde etkilemektedir. Bu nedenle intraoral olarak taranan bölgenin iyice kurutulmasına özen gösterilmiştir. CAD/CAM tarayıcısı reflektör ve güneş ışığından da etkilenmektedir. Işığın dokular üzerinden yansıması tarayıcının görüntüyü yakalamasını olumsuz yönde etkilemektedir. Bu sebeple görüntü almak için uygun ortamın oluşturulmasına özen gösterilmiştir. Alçı modeler üzerinde ölçü alınırken tükrük gibi faktörlerin bulunmaması nedeniyle daha kolay ölçü alınabileceği düşünülmüştür. Ancak alçı model alımı sırasında hastalarda oluşan rahatsızlık ve zaman kaybına neden olacağı düşünülerek direkt ağız içi tarama yöntemi tercih edilmiştir. Bu çalışmada dişeti çekilmesi tedavisinden önce ve tedavi sonrası 1. ve 6. ayda alınan dijital görüntüler birbiri üzerine çakıştırılarak çekilme bölgesinde KDH ve KDOA bilgisayar programları yardımıyla hesaplanmıştır.

Alveoler kemik defekt modelleri üzerinde üç boyutlu hacimsel görüntülemenin doğruluğu ve güvenilirliğini test etmek amacıyla, Windisch ve ark. (2007) tarafından yapılan bir çalışmada CEREC sistemi kullanılmıştır. Sekiz çift örnek üzerinde ölçümler yapılmıştır. Her bir örnek operasyon öncesi ve operasyon sonrası durumu simüle etmek amacıyla tasarlanmıştır. İki örnek arasındaki fark, bilgisayar veya ölçüm cihazı kullanılarak belirlenmiştir. Test örneklerinin hacimsel ölçümleri için üç boyutlu optik sistem için yazılan yeni bir program kullanılmıştır. Örnek çiftlerinin ölçümleri dijital ortamda alınmıştır. Operasyon öncesi ve sonrası arasındaki hacimsel fark matematiksel olarak hesaplanmıştır. Çalışmanın sonunda elde edilen istatistiksel verilere dayanarak üç boyutlu optik sistemlerin güvenilirliğinin oldukça yüksek olduğu rapor edilmiştir. Araştırılan dijital tarama yönteminin (CEREC), oral yapıların hacimsel değişimlerinin hesaplanmasında klinik olarak kullanılmasının uygun olduğu belirtilmiştir. Literatürdeki bu ve benzer çalışmalardan yola çıkarak bu çalışmada da CEREC sistemi kullanılarak dijital ölçüler alınmıştır.

Thomason ve ark. (2005) tarafından yapılan bir çalışmada, ilaca bağlı dişeti büyümelerinin hacimsel değişiklerinin üç boyutlu olarak görüntülenmesi ve değerlendirilmesi amaçlanmıştır. Hastalardan gingivektomi öncesi ve sonrasında alçı modeller alınmıştır. Değerlendirmeler bu alçı modeller üzerinde yapılmıştır. Lazer tarayıcılar vasıtasıyla alçı modeller dijital modellere çevrilmiştir. Görüntüler üst üste çakıştırılarak hacimsel farklılık hesaplanmıştır. Ortalama vertikal doku azalma miktarının 1.58 ile 2.56 mm arasında değiştiği kaydedilmiştir. Bukkal dişetinde eksize edilen doku miktarının en fazla 1.20 ile 3.40 mm arasında değiştiği belirtilmiştir. İnterdental bölgede kaldırılan papil hacminin 4.2 ile 46.1 mm^3 arasında değiştiği, tüm hastalardan gingivektomi sonrası eksize edilen doku hacmi ortalamasının 24.8 ± 13.1 mm^3 olduğu rapor edilmiştir. Thomason ve ark.'nın (2005) çalışmasında lazer ile taranan modellerden elde edilen üç boyutlu görüntülerin, gingival konturların değişiminin hesaplanmasında kullanılabileceği vurgulanmıştır.

Bu çalışmada alçı modelerin lazer ile taranarak ekstraoral yöntem ile taranması yöntemi yerine optik tarayıcılar ile intraoral direkt tarama yöntemi kullanılmıştır. Thomason ve ark. (2005) tarafından yapılan çalışmada dişeti morfolojindeki değişikliklerin hacimsel olarak hesaplandığı görülmektedir. Bu çalışmada da üç boyutlu görüntülerin analizi ile KDH hesaplanmıştır. Dişeti morfolojindeki değişikliklerinin hacimsel olarak değerlendirilmesi konusunda daha fazla çalışma yapılması gerektiği düşünülmektedir. Bu çalışmada protez alanında yaygın olarak kullanılan CAD/CAM sistemi tarayıcılarının dişetinde de kullanılabileceği gösterilmiştir. Direkt yapılan klinik taramalar ile ölçü alırken oluşabilecek komplikasyonlar elimine edilmiş ve zaman kazanılmıştır. Literatür taramasında dişeti çekilmesi tedavi sonuçlarının değerlendirilmesinde CAD/CAM sistemi ile doğrudan ölçü alma yöntemi kullanılarak yapılan bir çalışma bulunmamaktadır. Bu nedenle farklı tarama cihazları kullanılarak dişeti çekilmesi tedavilerinin sonuçlarının hacimsel olarak karşılatırılması konusunda daha fazla çalışmaya gerek duyulmaktadır.

Üç boyutlu optik tarayıcılar ile güvenilir ve kesin sonuçlar elde edilebilmesine rağmen günümüzde dişeti çekilmelerinin hacimsel olarak değerlendirilmesi için tekrarlanabilir bir yöntem bulunmamaktadır (Lehmann ve ark., 2012). Hacimsel değerlendirme için klinik ve laboratuvar prosedürü, ölçü alımı ve model üretimini takiben, ölçünün dijitalize edilerek yazılım programına yüklenmesini içermektedir (Strebel ve ark., 2009). Lehmann ve ark. (2012) yayınladıkları çalışmada, in vitro olarak hazırlanan dişeti çekilmesi modelleri üzerinde üç boyutlu optik tarama yönteminin tekrarlanabilirliği değerlendirilmiştir. Bu çalışmadan elde edilen sonuçlara göre dişeti çekilmelerinin hacminin hesaplamasında, üç boyutlu optik tarayıcılardan elde edilen görüntülerin ve bu görüntülerin üstüste çakıştırılmasından elde edilen verilerin tekrarlanabilir ve güvenilir olduğu rapor edilmiştir.

Bu çalışmada da literatürde tekrarlanabilir ve güvenilir olduğu belirtilen üç boyutlu dijital görüntüler kullanılmıştır. Hastadan doğrudan ölçü alınmış ve laboratuvarda model hazırlamak için ölçü dökülmesi gerekmemiştir. CAD/CAM sistemi üzerinde iki boyutlu ölçümler yapılabilmesine ve kesitsel olarak doku kazancının görülebilmesine rağmen üç boyutlu ölçüm yapılamamaktadır. Hacim ve alan hesaplamaları için CAD/CAM tarayıcılarından elde edilen dijital görüntülerin evrensel bir dil olan STL formatına çevrilmesi gerekmektedir. Bu işlem için CEREC sisteminde bulunan üç farklı programın kullanılması gerekmiştir. Elde edilen STL dosyaları çakıştırılmış, KDH ve KDOA hesaplamaları bilgisayar programı tarafından yapılmıştır.

Dişeti çekilmelerinde periodontal cerrahinin uygulanabilmesi için dişetinde bulunan iltihabın kontrol altına alınmasının önemli olduğu belirtilmektedir. Dişeti çekilmelerinin mevcut olduğu bölgelerde dentin hassasiyeti ve vestibul derinliğin azalması nedeniyle plak kontrolü zorlaşmaktadır (Wennström, 1987). Bu çalışmada operasyon öncesi ve sonrasında Silness ve Löe'nün PI ile Löe ve Silness'in tanımladığı GI kullanılmıştır (Löe ve Silness, 1963; Silness ve Löe, 1964). Operasyon öncesinde tüm hastalara başlangıç periodontal tedaviler uygulanmıştır. Hastaların operasyona alınması için tüm ağız plak skorlarının ≤%15 olmasına özen gösterilmiştir. Test grubunda tedavi öncesi plak indeksi 0.95±0.20 olarak kayıt edilmiştir. Kontrol grubunda ise başlangıç PI değeri 0.82±0.38 olarak belirlenmiştir. Tedavi öncesi PI açısından test ve kontrol grubu arasında anlamlı bir fark bulunmamıştır ($p>0.05$). Hastalardan 2 hafta boyunca ağız gargarası kullanmaları istendiğinden operasyon sonrası ölçümleri 1. ve 6. ayda yapılmıştır. Test grubundaki PI; 1. ay ve 6. ayda sırasıyla, 0.78±0.42, 0.73±0.44 kontrol grubunda ise 0.86±0.45, 0.82±049 olarak kaydedilmiştir. Birinci ve 6. ay kontrollerinde PI değişimi arasındaki fark iki grup arasında istatistiksel olarak anlamlı bulunmamıştır ($p>0.05$). Test grubunda PI tedavi süresince azalmıştır, kontrol grubunda ise 1. ayda başlangıç değerlerine göre istatistiksel olarak anlamlı olmayan bir artış gözlenmiştir ($p>0.05$). Kontrol grubundaki bu artışın hastaların operasyon sonrası bölgeyi fırçalama konusunda hassas olmalarına bağlanmıştır. Ancak bu test grubunda görülmemiştir. Kontrol grubunda tedavi öncesi ve tedavi sonrası 6. ayda aynı PI değerleri gözlenmiştir. Hastaların dişeti çekilmelerinin bulunduğu dişlerin sayısı da iki grup arasında farklı olmadığından bu değişim için herhangi bir sebep görülememiştir. PI'daki bu istatistiksel olarak anlamsız olan değişimler hastaların yeniden oluşturulan dişeti anatomisine adapte olabildiklerini göstermektedir.

Test grubunda tedavi öncesi ortalama GI değeri; 1.04±0.20, kontrol grubunda 0.95±0.47 olarak kaydedilmiştir. Başlangıç GI değerleri arasında istatistiksel olarak anlamlı bir fark tespit edilmemiştir ($p>0,05$). Test grubundaki GI; 1. ay ve 6. ayda sırasıyla, 0.86±0.45, 0.95±0.36 olarak hesaplanmıştır. Kontrol grubunda ise 0.82±0.38, 0.91±0.51 olarak kaydedilmiştir. Birinci ve 6. ay kontrollerinde GI değişimi arasındaki fark iki grup arasında istatistiksel olarak anlamlı bulunmamıştır ($p>0.05$). Literatürdeki çalışmalarda, PI ve GI değerlerinde tedavi sonrasında düşüş görüldüğü rapor edilmiştir (Gunsolley ve ark., 1998; Müller ve ark., 1998). Ancak bu çalışmada, başlangıç periodontal tedavisi sırasında PI ve GI değerlerinin minimum seviyede bulunduğu zamanda operasyonun yapılmış olması nedeniyle tedavi sonrası belirgin bir düşüşün gözlenmediği düşünülmüştür. GI değerlerinde 6. ayda, 1. ay değerlerine göre meydana gelen istatistiksel olarak anlamsız artışın hastaların diş hekimine uğrama aralığının artması nedeniyle motivasyon kaybına bağlı olabileceği düşünülmüştür. Bu sonuçlar dişeti çekilmelerinin tedavisinde mine matriks protein türevlerinin kullanımının kullanılmamasına göre daha etkili bir tedavi yöntemi olduğu hipotezimizi desteklememektedir.

Literatürde açık kök yüzeylerinin tedavisinden sonra seçilen cerrahi yöntemin başarılı sayılabilmesi için SCD'nin 2mm≥ olması gerektiği belirtilmiştir. Ayrıca seçilen tedavi yönteminin başarısının değerlendirilmesinde klinik ataşman seviyesinde artış olmasının da önemli olduğu belirtilmiştir (Harris, 1992; Harris, 1994).

Guilha ve ark. (2001) SBDG cerrahisinden sonra 60. güne kadar damarlanma oluşumunun devam ettiğini, dokunun olgunlaşması ve SCD'de değişimin 3. aya kadar devam ettiğini bildirmiştir. Bu sebeple çalışmada SCD değerleri tedavi öncesinde ve tedavi sonrasında 6. ayda kaydedilmiştir. Test grubunda tedavi öncesi ve tedavi sonrası 6. ayda ortalama SCD değerleri, 1.69±0.55 mm ve 1.13±0.34 mm olarak kayıt edilmiştir. Kontrol grubunda tedavi öncesi ve tedavi sonrası 6. ayda ortalama SCD değerleri sırasıyla 1.69±0.63 mm ve 1.17±0.38 mm olarak hesaplanmıştır. Her iki grupta da tedavi sonrasında 2 mm den az olan SCD gözlenmiştir. Gruplar arasında çalışma süresince hiçbir dönemde anlamlı bir farklılık gözlenmemiştir. Bu sonuçlar dişeti çekilmelerinin tedavisinde mine matriks protein türevlerinin kullanımının kullanılmamasına göre daha etkili bir tedavi yöntemi olduğu hipotezimizi desteklememektedir.

Harris (2002c) tarafından yapılan bir çalışmada, 266 defekt SBDG ile birlikte KKF veya SBDG ile birlikte ÇPF uygulanarak tedavi edilmiştir. Her iki cerrahi teknikte de SCD değerlerinde tedavi öncesine göre anlamlı bir düşüş görüldüğü belirtilmiştir. Harris'in (2002c) çalışması ile bu çalışmadan elde edilen SCD azalması uyumlu olmasına rağmen, bu çalışmadaki SCD azalma miktarı istatistiksel olarak anlamlı bulunmamıştır ($p>0.05$). Bu sonuçlar dişeti çekilmelerinin tedavisinde mine matriks protein türevlerinin kullanımının kullanılmamasına göre daha etkili bir tedavi yöntemi olduğu hipotezimizi desteklememektedir. Bu bilgilerle uyumlu olmayan ve tedavi sonrası SCD'de artış görülen çalışmalar da literatürde bulunmaktadır (Wang ve ark., 2001; Da Silva ve ark., 2004).

Müller ve ark. (1998) tarafından SBDG tekniği kullanılarak yapılan dişeti çekilmelerinin tedavisi neticesinde 12. ayda tedavi öncesine göre istatistiksel olarak anlamlı derecede KAS kazancı elde edildiği belirtilmiştir.

Pini Prato (1996) tarafından yapılan, ODR ve iki aşamalı mukogingival cerrahi tekniğin karşılaştırıldığı bir çalışmada, ODR tekniği ile daha fazla KAS kazancı elde edildiği rapor edilmiştir. Literatürde açık kök yüzeylerinin kapatılması amacıyla yapılan ve bir gruba SBDG ile birlikte KKF uygulanırken, diğer gruba sadece KKF uygulanan çalışmalarda KAS kazancının SBDG uygulanan grupta daha fazla olduğu bildirilmiştir (Wennström ve Zuchelli, 1996a; Del Pizzo ve ark., 2002).

Bu çalışmada, test grubunda başlangıç KAS değeri ortalaması 5.56±1.47 mm olarak ölçülmüştür. Test grubunda 6. ayda KAS değeri 2.47±1.20 mm olarak kaydedilmiştir. Kontrol grubunda başlangıç ve 6. ayda KAS değerleri 5.73±1.71 mm ve 3.0±1.44 mm olarak belirlenmiştir. KAS'ta her iki grupta da istatistiksel olarak anlamlı kazanç elde edilmiştir ($p<0.05$). KAS değişimi açısından iki grup arasında istatistiksel olarak anlamlı fark bulunmamıştır ($p>0.05$). Altıncı ayda her iki grupta da elde edilen KAS kazancı literatürdeki pek çok çalışma ile uyumlu bulunmuştur (Rasperini ve ark., 2000; Aroca ve ark., 2010; Roman ve ark., 2013).

Müller ve ark. (1998) tarafından yapılan bir çalışmada, dişeti çekilmesi defektelerinin SBDG ile tedavi edildiği ve başlangıçta 3.05 mm olan DÇD'nin, tedavi sonrasında 1.01 mm' ye düştüğü rapor edilmiştir. Da Silva ve ark. (2004) ise SBDG ile birlikte KKF tekniğini kullanarak dişeti çekilmelerini 6 ay sonunda 3.16 mm kapattıklarını kaydetmiştir.

Berlucchi ve ark. (2002) açık kök yüzeylerini örtmek amacıyla yaptıkları bir çalışmada kontrol grubunda mine matriks protein türevleri ve KKF, diğer grupta mine matriks protein türevleri, KKF ve SBDG birlikte kullanmıştır. Altıncı ay sonunda elde edilen verilerden yola çıkılarak kök yüzeyi örtülmesi açısından iki grup arasında anlamlı bir fark olmadığı saptanmıştır. Mine matriks protein türevleri kullanımının tüm gruplarda kök yüzeyinin ideal şekilde kapanmasına katkıda bulunduğu ifade edilmiştir.

Alkan ve Parlar (2013) tarafından yapılan bir çalışmada, kök yüzeyinin kapanma oranı KKF ve mine matriks protein türevlerinin birlikte kullanıldığı grupta %89, KKF ve SBDG'nin birlikte kullanıldığı grupta ise %93 olarak rapor edilmiştir. Her iki grupta da DÇD azalma görüldüğü ancak SBDG ve mine matriks protein türevleri uygulanan grupta bu azalmanın daha fazla olduğu belirtilmiştir.

Bu çalışmada DÇD verileri açısından her iki grupta da tedavi sonrasında istatistiksel olarak anlamlı azalma gözlenmiştir ($p<0.05$). Tedavi öncesinde ortalama DÇD değeri test grubunda 3.91±1.20, mm kontrol grubunda 4.04±1.42 mm olarak kaydedilmiştir. İki grup arasında başlangıç değerleri açısından anlamlı bir fark bulunmamıştır ($p>0.05$). Birinci ayda test grubunda çekilme derinliği 1.34±1.02 mm; kontrol grubunda ise 2.00±1.47 mm olarak belirlenmiştir. Altıncı ayda yapılan ölçümlerde ise ortalama DÇD'nin test grubunda 1.34±1.11 mm, kontrol grubunda 1.91±1.56 mm olduğu hesaplanmıştır. Test grubuyla kontrol grubu arasında DÇD'de azalma açısından çalışma süresince istatistiksel olarak anlamlı bir fark gözlenmemiştir ($p>0.05$). Mine matriks protein türevleri uygulanan test grubunda DÇD'de azalmanın daha fazla olduğu, bu farkın istatistiksel olarak anlamlı olmadığı tespit edilmiştir ($p>0.05$).

Bu çalışma ile aynı periodontal cerrahi tekniklerin kullanıldığı 2013 yılında yayınlanan bir çalışmada (Roman ve ark., 2013), bir grupta SBDG ve KKF, diğer grupta ise SBDG ve KKF'ye ek olarak mine matriks protein türevleri uygulanmıştır. SBDG, KKF ve mine matriks protein türevleri ile tedavi yapılan test grubunda 21, kontrol grubunda da 21 hasta tedavi edilmiştir. Her iki grupta da başlangıç değerlerine göre DÇD azalma görüldüğü rapor edilmiştir. Hastalar 1 yıl süre ile takip edilmiştir. Test grubunda 2.91 ± 0.95 mm, kontrol grubunda ise 2.91 ± 1.29 mm kök yüzeyi kapanmasının elde edildiği belirtilmiştir. Oapılan çalışmada mine matriks protein türevlerinin kök yüzeyinin kapatılması için uygulanan cerrahi yöntemlere ek olarak uygulanmasının istatistiksel olarak anlamlı bir fark yaratmadığı belirtilmiştir (Roman ve ark., 2013). Bu çalışmada da SBDG'ye ek olarak mine matriks protein türevlerinin uygulandığı ve yalnızca SBDG uygulanan iki grup arasında DÇD'deki azalma açısından istatistiksel olarak anlamlı fark bulunmamıştır ($p>0.05$). Bu sonuçlar dişeti çekilmelerinin tedavisinde mine matriks protein türevlerinin kullanımının kullanılmamasına göre daha etkili bir tedavi yöntemi olduğu hipotezimizi desteklememektedir.

Aroca ve ark. (2010) tarafından yapılan bir çalışmada sınıf III dişeti çekilmeleri üzerinde çalışılmış SBDG uygulanan dişeti çekilmeleri vakaları ile SBDG'ye ek olarak mine matriks protein türevleri uygulanan grup karşılaştırılmıştır. Mine matriks protein türevleri uygulanan grupta %83 kök yüzeyi kapanması elde edilirken, uygulanmayan grupta %82 kök yüzeyi kapanması elde edildiği rapor edilmiştir. Elde edilen bu sonuçlar SBDG ve KKF tekniğinin kök yüzeyi kapatılmasında oldukça etkili bir yöntem olması nedeni ile mine matriks protein türevlerinin katkısınının tam olarak gözlenemediği belirtilmiştir. Tam kök yüzeyi kapatılmasında da mine matriks protein türevleri uygulanan grupların daha başarılı olduğu litatürdeki çalışmalar tarafından desteklenmiştir (Rasperini ve ark., 2000; Roman ve ark., 2013). Tam kök yüzeyi kapanma oranı %38 ile %70 arasında değişen bu çalışmalarda, %38 kapanma oranının elde edilme sebebinin sınıf III defektler üzerinde çalışılması olarak belirtilmiştir. Ancak sınıf III defektlerin tedavisinden sonra mine matriks protein türevleri uygulanan grupta DÇD'de azalma oranının daha fazla olduğu belirtilmiştir (Rasperini ve ark., 2000; Aroca ve ark., 2010; Roman ve ark., 2013). Literatürdeki çalışmalardan elde edilen veriler ile bu çalışmanın sonuçları birbiri ile uyumlu bulunmuştur.

Literatürde dişeti çekilmelerinin tedavisinde mine matriks protein türevleri kullanımının KDDB artışına ek bir katkısı olduğunu belirten çalışmalar (Moses ve ark., 2006; Pilloni ve ark., 2006) bulunduğu gibi, istatistiksel olarak anlamlı bir fark sağlamadığını gösteren çalışmalar da bulunmaktadır (Aroca ve ark., 2010; Henriques ve ark., 2010; Roman ve ark., 2013). Bu çalışmadan elde edilen verilerde KDDB'de test ve kontrol grubunun her ikisinde de tedavi sonrası istatistiksel olarak anlamlı artış gözlenmiştir. Test grubunda tedavi öncesi ortalama KDDB değeri 2.34±1.55 mm; kontrol grubunda ise 2.17±1.26 mm olarak ölçülmüştür. Test grubunda tedavi sonrası 1. ay ve 6. ayda ortalama KDDB değeri 4.47±1.47 mm ve 4.78±1.67 mm olarak kaydedilmiştir. Kontrol grubunda tedavi sonrası 1. ay ve 6. ayda ortalama KKDB değeri 3.82±1.52 mm ve 3.78±1.73 mm olarak kaydedilmiştir. Altıncı ay verilerine bakıldığında iki grup arasında istatistiksel olarak anlamlı bir fark görülmediği tespit edilmiştir. Roman ve ark. (2013) hem SBDG hem de bu cerrahi yönteme ek olarak kullanılan mine matriks protein türevleri tekniğiyle başarılı sonuçlar elde edildiğini, bu çalışmada olduğu gibi mine matriks protein türevlerinin tedaviye katkısının klinik olarak gösterilmesi açısından yapılan çalışmanın yetersiz kaldığını belirtmiştir. Ancak mine matriks protein türevlerinin periodontal yumuşak dokuların erken dönem iyileşmesine, yeni bağ dokusu ataşmanı oluşmasını sağlayarak katkıda bulunduğunu vurgulamıştır. Mine matriks protein türevlerinin histolojik yararları gözönünde bulundurulduğunda SBDG ve mine matriks protein türevlerinin birlikte kullanılmasının hala cazip bir tedavi prosedürü olduğunu ifade etmiştir. Bu çalışmada CAD/CAM sistemi ile alınan görüntüler üzerinde KDDB değerlendirilmesi yapılmamıştır. Ancak mukogingival hattı belirleyen bir tekniğin (iyot çözeltileri kullanılması) kullanılmasını takiben görüntülerin alınması ile bu ölçümün de mümkün olabileceği düşünülmektedir. Bu çalışmada mukogingival hattın belirlenmesi işlemi yapılmamıştır. Bu durum çalışmanın eksikleri arasındadır.

Rebele ve ark. (2014) tarafından alçı modeller üzerinde tarama (Imetric D103®, Imetric 3D GmbH, Courgenay, Switzerland) yapılan bir çalışmada, SBDG (tünel tekniği) tedavisi uygulanan altı hasta değerlendirilmiştir. Altı hastadan elde edilen alçı modeller taranarak dijital görüntüler elde edilmiş ve dijital görüntüler üzerinde hacimsel değerlendirmeler yapılmıştır. Birinci ay ile başlangıçta alınan dijital STL görüntülerinin çakıştırılması sonucu elde edilen fark %100 olarak kabuledilmiştir. Hastalardan 2., 3., 6. ve 12. ayda tekrar ölçü alınarak modeller elde edilmiştir. İkinci ayda ortalama hacim değişikliği %78±11, üçüncü ayda ise %75±15 olarak kaydedilmiştir. Çalışma sonucunda 6. ay (%63±13) ile 12. ay (%64±14) elde edilen dişeti hacminde belirgin değişiklik görülmediği rapor edilmiştir. Rebele ve ark. (2014) SBDG sonrası yumuşak doku iyileşmesinin 6 ayda tamamlandığı belirtmiştir. Bu bilgiler ışığında bu çalışmada 1. ay ve 6. ayda hacimsel değerlendirmeler yapılmıştır.

Mimics medikal görüntülerin işlenmesi için geliştirilmiş bir yazılımdır. Mimics yazılımı bilgisayarlı tomografi, magnetik rezonans, mikro bilgisayarlı tomografi, konik ışınlı bilgisayarlı tomografi ve ultrasondan elde edilen üç boyutlu medikal görüntüleri kullanılarak yüksek çözünürlüklü üç boyutlu anatomik modellerin elde edilmesini sağlamaktadır. Mimics yazılımının kullanılabilmesi için dijital olarak üç boyutlu görüntülerin alınması ve görüntülerin STL formatına çevrilmesi gerekmektedir. Oazılım vasıtasıyla elde edilen dijital modellerden üç boyutlu fiziksel modeller de elde edilebilmektedir . Bu çalışmada kullanılan Mimics programı tıp ve diş hekimliğinde dijital görüntülerin analizi ve üç boyutlu modellerin elde edilmesinde kullanılmaktadır (Pimenta ve ark., 2014; MacGinnis ve ark., 2014; Gu ve ark.,2013).

Çalışmada kazanılan dişeti hacmi (KDH) tedavi edilen tüm hastalarda 1. ayda ortalama 12.07±1.09 mm^3, 6. ayda 9.25±0.92 mm^3 olarak hesaplanmıştır. KDH ortalaması test grubunda, 1. ayda ortalama 13.55±7.16 mm^3; 6. ayda ise ortalama 10.45±6.39 mm^3 olarak kaydedilmiştir. Kontrol grubunda KDH, 1. ayda ortalama 10.51±6.26 mm^3; 6. ayda ortalama 8.0±4.88 mm^3 olarak kaydedilmiştir. Birinci ayda KDH açısından test ve kontrol grubu arasında istatistiksel olarak anlamlı bir fark bulunmamıştır ($p>0.05$). Altıncı ayda kazanılan dişeti hacim açısından test ve kontrol grubu arasında istatistiksel olarak anlamlı bir fark olmadığı gözlenmiştir

($p>0.05$). Her iki grupta da 1. ay ile 6. ay KDH değerleri arasındaki fark istatistiksel olarak anlamlı bulunmuştur ($p<0.05$). Rebele ve ark. (2014) çalışmasında 6. ayda KDH'nin %63'ünün korunabildiği belirtmiştir. KDH 1. ayda en üst seviyede iken 6. aya kadar azalmaya devam etmektedir. Çalışmanın sonuçları bu çalışma ile uyumlu bulunmuştur. Bu çalışmada bütün hastalar üzerinde değerlendirilme yapıldığında 6. ayda KDH'nin %76'sının korunabildiği gözlenmiştir. Test grubunda 6. ayda KDH'nin %77' si, kontrol grubunda ise %76' sının korunabildiği gözlenmiştir. Hacimsel olarak değişim gösteren veriler değerlendirildiğinde KDH'de hem vertikal hem de horizontal yönde azalma olduğu gözlenmiştir. Hastaların bir kısmında 1. ayda kazanılan dişeti 6. ayda tamamen korunurken, genel olarak dişeti kalınlığında azalma ve apikal yönde klinik olarak ölçülemeyen azalma olmuştur. Çakıştırma modelleri üzerinde yalnızca 11 hastada serbest dişeti kenarının koronal yönde hareket ettiği gözlenmiştir. Test ve kontrol grupları arasında 1. aydan 6. aya değişen KDH farkı açısından istatistiksel olarak anlamlı bir fark olmadığı gözlenmiştir ($p>0.05$).

Kazanılan dişeti yüzey alanı (KDOA) verilerinde hem test hem kontrol grubunda 6. ayda 1. aya göre istatistiksel olarak anlamlı azalma görülmüştür. Birinci ayda KDOA açısından test ve kontrol grubu arasında istatistiksel olarak anlamlı bir fark gözlenmemiştir ($p>0.05$). Altıncı ayda KDOA açısından test ve kontrol grubu arasında istatistiksel olarak anlamlı bir fark bulunmamıştır ($p>0.05$). Test ve kontrol grupları arasında 1. aydan 6. aya değişen KDOA farkı açısından istatistiksel olarak anlamlı bir fark olmadığı gözlenmiştir ($p>0.05$). KDOA verilerinin analiz edildiği bir çalışma literatürde bulunmadığı için bu veriler tartışılamamıştır.

Ölçümler arasındaki bireysel farklılıkların Miller sınıflamasında dişeti çekilme genişliğinn göz önünde bulundurulmaması, greftin beslenmesi apikal ve lateral yumuşak dokudan gelen kan desteğinden olduğundan defekt genişliği arasındaki farklılıklar kök yüzeyi kapanma oranını etkileyebilmektedir.

Mukogingival deformitelerin etiyolojisinde ve tedavi sonuçlarında önemli bir başka etken dişeti dokusunun ince veya kalın biyotip kategorisinde oluşu ayrıca açığa çıkan kök yüzeyinin konveksitesi ve dişin alvoler kemik içerisindeki konumudur. Klinik başarıda çok önemli olan bu faktörlerin tanımlanması büyük oranda hekimin subjektif değerlendirilmesi ile yapılmaktadır. Bu nedenle matematiksel ölçümlerin kullanıldığı bu çalışmada hasta grupları bu ölçütlere göre oluşturulmamıştır. Hastaların yaşı, cinsiyeti, çiğneme alışkanlıkları, diş fırçalama alışkanlıkları, hormonal durumları ve genetik farklılıkları da bireysel sonuçlar arasındaki farklılıklara katkıda bulunmuş olabilir. Ancak üzerinde çalışılmış olan defektler deneysel kontrol grubuna randomize olarak atandıklarından söz konusu lokal ve sistemik etkenlerin hem mine matriks türevleri kullanılan hem de kullanılmayan gruptaki dişeti çekilme defektlerinde etkili olabileceği düşünülmektedir.

Sonuç olarak bu çalışmada test ve kontrol grubunda klinik parametreler, hacimsel (KDH) ve alansal değişim (KDOA) açısından istatistiksel olarak anlamlı fark bulunmamıştır. Mine matriks protein türevlerinin kullanıldığı test grubunda elde edilen sonuçların mine matriks protein türevleri kullanılmayan kontrol grubuna göre daha başarılı olduğu gözlenmiştir. İki grup arasında istatistiksel olarak fark gözlenmemesinde defekt sayısının az olmasının etkili olabileceği düşünülmüştür. Miller sınıf I, II, III defektlerin tedavisinde SBDG ve KKF'nin başarılı bir yöntem olduğu, mine matriks protein türevlerinin ise tedavi sonuçlarını anlamlı derecede etkilemediği gözlenmiştir. Dişeti çekilmesi tedavisinden sonra kazanılan dişetinin hacim ve yüzey alanının hesaplanmasında CAD/CAM sisteminden elde edilen görüntüler kullanılabilmektedir. Birinci ay KDH ve KDOA değerleri ile 6. ay değerleri arasında istatistiksel açıdan farklılık olmasına rağmen DÇD ve DÇG değerleri açısından fark gözlenmemiştir. Hacim ve yüzey alanı verilerinin kullanımının farklı tedavi yöntemlerinin başarısının kıyaslanmasında klinik ölçümlere göre daha hassas bir yöntem olabileceği düşünülmektedir. Periodontal cerrahi işlemler sonrasında fotoğraf ile yapılan değerlendirmeler ile yalnızca iki boyutlu verilerin elde edilmesi ve yeni oluşan yumuşak doku miktarının belirlenmesinde yetersiz kalması nedeniyle üç boyutlu görüntülerin analizi ile daha iyi sonuçların elde edilebileceği düşünülmektedir. Dişeti çekilmelerinin tedavisinde sonuçların çekilme tipi, çekilmenin bulunduğu diş, mevcut dişeti boyutları, çekilme bölgesinde iltihap varlığı, dişin arktaki pozisyonu, hijyen alışkanlığı, okluzal kuvvetler, hasta kooperasyonu, hekimin bilgi ve becerisinden etkilenmektedir. Bu etkenler iki tedavi grubunda da standardize edilmeye çalışılmıştır. Ancak grupların bu faktörlerden ne derece etkilendiği incelenmemiştir. Kök yüzeyi kapatılması amacıyla yapılan tedavilerin üç boyutlu değerlendirilmesi konusunda kısıtlı sayıda çalışma mevcuttur (Lehmann ve ark., 2012; Rebele ve ark., 2014). Gelecek dönemde periodontolojide yumuşak doku operasyonlarının etkinliğinin üç boyutlu görüntüler üzerinde ve uzun dönemli değerlendirilmesi konusunda çalışmaların gerekli olduğu düşünülmektedir. Dijital olarak kayıtlı verilerin kişisel ölçüm hatalarından etkilenmemesinin bu sistemlerin en önemli avantajlarından biri olacağı düşünülmektedir. Bu sebeple dişeti çekilmelerinde kullanılan farklı tedavi yöntemlerinin hacimsel değerlendirilmesinin daha objektif veriler sağlayacağı düşünülmektedir.

Sonuç ve öneriler:

Dişeti çekilmelerinin tedavisinde periodontal mikrocerrahi teknikler kullanılarak yapılan SBDG ve KKF grubu (kontrol) ile bu tedaviye ek olarak uygulanan mine matriks protein türevleri uygulanan grubun (test) klinik parametreler ve CAD/CAM sisteminden elde edilen veriler açısından kıyaslanması amacıyla yapılan çalışmanın sonuçlarına göre;

1. Dişeti çekilmelerinin tedavisinde SBDG ile birlikte KKF tekniği başarılıdır.
2. SBDG ile birlikte KKF'ye ek olarak mine matriks protein türevlerinin uygulanması dişeti çekilmelerinin tedavisinde başarılı bir yöntemdir.
3. Mine matriks protein türevlerinin uygulanması tedavi sonuçlarını olumlu yönde etkilemektedir ancak istatistiksel olarak anlamlı bir fark oluşturmamaktadır.
4. SBDG ile birlikte KKF operasyonları sonrasında PI ve GI değerlerinde başlangıca göre istatistiksel olarak anlamlı bir değişim gözlenmemiştir.

5. SBDG ve KKF operasyonlarına ek olarak mine matriks protein türevleri uygulanan grupta da operasyon sonrası PI ve GI değerlerinde başlangıca göre istatistiksel olarak anlamlı bir değişim gözlenmemiştir.
6. SBDG ile birlikte KKF operasyonları sonrasında SCD değerlerinde başlangıca göre istatistiksel olarak anlamlı azalma gözlenmiştir.
7. SBDG ve KKF operasyonlarına ek olarak mine matriks protein türevleri uygulanan grupta da operasyon sonrası SCD değerlerinde başlangıca göre istatistiksel olarak anlamlı azalma gözlenmiştir.
8. Mine matriks protein türevlerinin SBDG ve KKF'ye ek olarak uygulandığı grup ile yalnızca SBDG ve KKF'nin uygulandığı grup arasında SCD'deki azalma miktarı açısından istatistiksel olarak anlamlı bir fark gözlenmemiştir.
9. SBDG ile birlikte KKF operasyonları sonrasında KAS değerlerinde başlangıca göre istatistiksel olarak anlamlı artış gözlenmiştir.
10. SBDG ve KKF operasyonlarına ek olarak mine matriks protein türevleri uygulanan grupta da operasyon sonrası KAS değerlerinde başlangıca göre istatistiksel olarak anlamlı artış gözlenmiştir.
11. Mine matriks protein türevlerinin SBDG ve KKF'ye ek olarak uygulandığı grup ile yalnızca SBDG ve KKF'nin uygulandığı grup arasında KAS değerlerindeki artış açısından istatistiksel olarak anlamlı bir fark gözlenmemiştir.
12. SBDG ile birlikte KKF operasyonları sonrasında DÇD ve DÇG değerlerinde başlangıca göre istatistiksel olarak anlamlı azalma gözlenmiştir.
13. SBDG ve KKF operasyonlarına ek olarak mine matriks protein türevleri uygulanan grupta da operasyon sonrası DÇD ve DÇG değerlerinde başlangıca göre istatistiksel olarak anlamlı azalma gözlenmiştir.
14. Mine matriks protein türevlerinin SBDG ve KKF'ye ek olarak uygulandığı grup ile yalnızca SBDG ve KKF'nin uygulandığı grup arasında DÇD ve DÇG değerlerindeki azalma açısından istatistiksel olarak anlamlı bir fark gözlenmemiştir.
15. SBDG ile birlikte KKF operasyonları sonrasında KDDB değerlerinde başlangıca göre istatistiksel olarak anlamlı artış gözlenmiştir.

16. SBDG ve KKF operasyonlarına ek olarak mine matriks protein türevleri uygulanan grupta da operasyon sonrası KDDB değerlerinde başlangıca göre istatistiksel olarak anlamlı artış gözlenmiştir.
17. Mine matriks protein türevlerinin SBDG ve KKF'ye ek olarak uygulandığı grup ile yalnızca SBDG ve KKF'nin uygulandığı grup arasında KDDB değerlerindeki artış açısından istatistiksel olarak anlamlı bir fark gözlenmemiştir.
18. Klinik parametreler açısından mine matriks protein türevlerinin kullanımı SBDG tedavisini olumlu yönde etkilemekte ancak istatistiksel olarak anlamlı bir katkısı bulunmamaktadır.
19. CAD/CAM sistemi ile alınan görüntüler dişeti çekilmelerinin tedavi sonuçlarının değerlendirilmesinde kullanılabilir.
20. CAD/CAM sistemi ile elde edilen verilerin bilgisayar programında çakıştırılması ile kazanılan dişeti hacmi ve kazanılan dişeti yüzey alanı hesaplanabilir.
21. SBDG ile birlikte KKF operasyonları sonrasında KDH ve KDOA değerlerinde 1. aya göre istatistiksel olarak anlamlı azalma gözlenmiştir.
22. SBDG ve KKF operasyonlarına ek olarak mine matriks protein türevleri uygulanan grupta da operasyon sonrası KDH ve KDOA değerlerinde başlangıca göre istatistiksel olarak anlamlı azalma gözlenmiştir.
23. Üç boyutlu dijital görüntülerin analiz edilmesi elde edilen parametreler (KDH ve KDOA) açısından mine matriks protein türevlerinin kullanımı SBDG tedavisini olumlu yönde etkilemekte ancak istatistiksel olarak anlamlı bir katkısı bulunmamaktadır.

ÖZET

Şahin Aydınyurt H, Mikrocerrahi teknikler kullanılarak yapılan subepitelyal bağ dokusu grefti uygulamalarında mine matriks protein türevlerinin dişeti çekilmesi tedavisindeki etkisinin CAD/CAM sistemi ile değerlendirilmesi, YYÜ Sağlık Bilimleri Enstitüsü Periodontoloji Anabilim Dalı Doktora Tezi, Van 2014. Bu çalışmanın amacı mikrocerrahi teknikler kullanılarak yapılan subepitelyal bağ dokusu grefti (SBDG) ve koronale kaydırılan flep (KKF) ile birlikte mine matriks protein türevlerinin (Emdogain) dişeti çekilmelerinin tedavisindeki etkisinin yalnızca SBDG ve KKF uygulanan grupla karşılaştırılmasıdır. Bu çalışma, yaşları 18-48 arasında değişen (ortalama 30.26±8.38) 30 hastada bulunan 46 defekt üzerinde yapılmıştır. Kırkaltı defekt rastgele test (n=23) (SBDG+KKF+mine matriks protein türevleri) ve kontrol (n=23) (SBDG+KKF) gruplarına ayrılmıştır. Hastalarda 2mm≤ dişeti çekilmesi derinliği bulunmaktadır. Klinik parametreler operasyon öncesi, operasyon sonrası 1. ve 6. ayda değerlendirilmiştir. Üç boyutlu görüntüler operasyon öncesi, operasyon sonrası 1. ve 6. ayda bilgisayar destekli tasarım/bilgisayar destekli üretim (CAD/CAM) sistemi kullanılarak alınmıştır. Alınan dijital görüntüler üzerinde kazanılan dişeti hacmi (KDH) ve kazanılan dişeti yüzey alanı (KDOA) hesaplamaları yapılmıştır. Her iki tedavi grubunda da 6. ayda istatistiksel olarak anlamlı kök yüzeyi kapanması elde edildiği gözlenmiştir ($p<0.05$). Test ve kontrol grupları arasında klinik parametreler açısından istatistiksel olarak anlamlı fark bulunmamıştır ($p>0.05$). Birinci ve 6. ayda ölçülen KDH ve KDOA verileri açısından test ve kontrol grubu arasında istatistiksel olarak anlamlı fark gözlenmemiştir ($p>0.05$). Test grubunda 6. ayda 1. aya göre KDH'de %23, kontrol grubunda ise %24 azalma gözlenmiştir. Altı aylık sonuçlar SBDG ile birlikte KKF'nin dişeti çekilmelerinin tedavisinde başarılı bir yöntem olduğunu göstermektedir. Mine matriks protein türevlerinin klinik sonuçlara katkısı bulunmadığı gözlenmiştir. CAD/CAM sisteminden elde edilen veriler kullanılarak KDH ve KDOA hesaplamaları yapılabilmektedir.

Anahtar kelimeler: Dişeti çekilmesi, CAD/CAM, mikrocerrahi, mine matriks protein türevleri, subepitelyal bağ dokusu grefti

SUMMARY

Şahin Aydınyurt H, Assessment of the effects of enamel matrix derivatives in gingival recession treatment by CAD/CAM system in subepithelial connective tissue grafting applications by microsurgical techniques, Yuzuncu Yil University Institute of Health Sciences Department of Periodontology, Phd Thesis, Van 2014. The aim of this study was to evaluate whether enamel matrix derivative (Emdogain) combinated microsurgical subepithelial connective tissue (SCT) grafting with coronally advanced flap (CAF) will improve the outcome of gingival recession treatment compared with SCTG with CAF. Fortysix defects, 23 in the test group (SCTG with CAF plus enamel matrix derivatives) and 23 in the control group (SCTG with CAF), aged 18-48 years (mean age 30,26±8,38) were included in this study. Forty-six gingival recession defects at 30 patients were randomly assigned in the test group (SCTG with CAF plus enamel matrix derivatives) and in the control group (SCTG with CAF). Patients had at least one gingival recession ≥ 2 mm. The clinical parameters were evaluated at baseline 1st month and at 6th month follow-up time points. Three dimensional images were obtained by using computer aided design/computer aided manufacturing (CAD/CAM) system. Gingival volume gain (GVG) and gingival surface area gain (GSAG) were evaluated at 1st and 6th months on three dimensional images. Both treatment procedures showed statistically significant root coverage ($p<0.05$). Differences between clinical parameters were statistically insignificant between test and control groups ($p>0.05$). Differences between GVG and GSAG values in test and control groups were statistically insignificant at 1st and 6th months ($p>0.05$). Test group showed 23% volumetric decrease at 6th months compared to 1st month values. Control group showed 24% volumetric decrease compared to 1st month values. Both treatment modalities, STCG with CAF plus enamel matrix derivatives and SCTG with CAF, resulted in a significant final mean root coverage ($p< 0.05$) 6 monts after surgery. Six month follow-up results indicate that the SCTG with CAF is predictable for the treatment of gingival recession defects. The addition of enamel matrix derivatives don't enhance the mean clinical and dimensional outcomes.

Anahtar kelimeler: CAD/CAM, gingival recession, microsurgery, enemal matrix derivative, subepithelial connective tissue graft

KAYNAKLAR

Agarwal K, Chandra C ve Kumar N (2013). Lateral sliding bridge flap technique along with platelet rich fibrin and guided tissue regeneration for root coverage, J Indian Soc Periodontol, 17, 801–805.

Albandar J ve Kingman A (1994). Gingival recession, gingival bleeding, and dental calculus in adults 30 years of age and older in the United States and Older in the United States , 1988-1994, J Periodontol, 70, 1, 30–43.

Alkan A, Keskiner I ve Ouzbasioglu E (2006). Connective tissue grafting on resin ionomer in localized gingival recession, J Periodontol, 77, 8, 1446–1451.

Alkan EAve Parlar A (2013). Enamel matrix derivative (emdogain) or subepithelial connective tissue graft for the treatment of adjacent multiple gingival recessions: a pilot study, Int J Periodontics Restorative Dent, 33, 5, 619–625.

Allen A (1994a). Use of the supraperiosteal envelope in soft tissue grafting for root coverage. I. Rationale and technique, Int J Periodontics Restorative Dent, 14, 216–227.

Allen A (1994b). Use of the supraperiosteal envelope in soft tissue grafting for root coverage. II. Clinical results, Int J Periodontics Restorative Dent, 14, 302–315.

Alpiste-Illueca F (2004). Dimensions of the dentogingival unit in maxillary anterior teeth: a new exploration technique (parallel profile radiograph), Int J Periodontics Restorative Dent, 24, 386–396.

American Academy of Periodontology (2005). Informational paper: Oral Reconstructive and Corrective Considerations in Periodontal Therapy, J Periodontol, 76, 9, 1588–1600.

American Academy of Periodontology (2001). Glossary of periodontal terms, 4th Ed., Chicago.

Andrade P, Grisi M, Marcaccini A, Fernandes P, Reino D, Souza S ve Novaes A (2010). Comparison between micro- and macrosurgical techniques for the treatment of localized gingival recessions using coronally positioned flaps and enamel matrix derivative, J Periodontol, 81, 1572–1579.

Aroca S, Keglevich T, Nikolidakis D, Gera I, Nagy K, Azzi R ve Etienne D (2010). Treatment of class III multiple gingival recessions: a randomized-clinical trial, J Clin Periodontol, 37, 1, 88–97.

Baker D ve Seymour G (1976). The possible pathogenesis of gingival recession, a histologic study of induced recession in the rat, J Clin Periodontol, 3, 208–219.

Belcher JM (2001). A perspective on periodontal microsurgery., Int J Periodontics Restorative Dent, 21, 191–196.

Berlucchi I, Francetti L, Fabbro M, Testori T ve Weinstein R (2002). Enamel matrix proteins (Emdogain) in combination with coronally advanced flap or subepithelial connective tissue graft in the treatment of shallow gingival recessions, Int J Periodontics Restorative Dent, 22, 583–593.

Bernimoulin J (1973). Covering of gingival recessions by means of coronal transfer surgery, Deutschezahnarztliche Zeitschrift, 28, 1222–1226.

Beuer F, Schweiger J ve Edelhoff D (2008). Digital dentistry: an overview of recent developments for CAD/CAM generated restorations, Brit Dent J, 204, 9, 505–511.

Bittencourt S, Del Peloso Ribeiro E, Sallum E, Nociti F ve Casati M (2012). Surgical microscope may enhance root coverage with subepithelial connective tissue graft: a randomized-controlled clinical trial, J Periodontol, 83, 721–730.

Blomlöf J ve Lindskog S (1995). Root surface texture and early cell and tissue colonization after different etching modalities, Eur J Oral Sci, 103, 17–24.

Borghetti A ve Louise F (1994). Controlled clinical evaluation of the subpedicle connective tissue graft for the coverage of gingival recession, J Periodontol, 65, 1107-1112.

Bosshardt DD (2008). Biological mediators and periodontal regeneration: a review of enamel matrix proteins at the cellular and molecular levels, J Clin Periodontol, 35, 87-105.

Bouchard P, Malet J ve Borghetti A (2001). Decision-making in aesthetics: root coverage revisited, Periodontol 2000, 27, 97–120.

Bowers G (1963). A study of the width of attached gingiva, J Periodontol, 34, 201–209.

Bradley R, Gant J ve Ivancie G (1959). Histologic evaluation of mucogingival surgery, Oral Surg Oral Med Oral Pathol, 12, 1184–1199.

Buduneli E, Aksoy O, Köse T ve Atilla G (2004). Accuracy and reproducibility of two manual periodontal probes. An in vitro study, J Clin Periodontol, 31, 815–819.

Burkhardt R ve Lang N (2005). Coverage of localized gingival recessions: comparison of micro- and macrosurgical techniques, J Clin Periodontol, 32, 287–293.

Burkhardt R ve Lang N (2008). Periodontal plastic microsurgery in "Clinical Periodontology and Implant Dentistry" Editor, J Lindhe , N Lang ve T Karring, 5th Ed.., 1029–1042. Blackwell Munksgaard company.

Carney CM, Rossmann JA, Kerns DG, Cipher DJ, Rees TD, Solomon ES, Rivera-Hidalgo F ve Beach MM (2012). A comparative study of root defect coverage using an acellular dermal matrix with and without a recombinant human platelet-derived growth factor, J Periodontol, 83, 893-901

Carranza FA ve Carraro JJ (1970). Mucogingival techniques in periodontal surgery, J Periodontol, 41, 294–299.

Chambrone L, Chambrone D, Pustiglioni F, Chambrone L ve Lima L (2008). Can subepithelial connective tissue grafts be considered the gold standard procedure in the treatment of Miller Class I and II recession-type defects?, J Dent, 36, 659–671.

Chambrone L, Pannuti C, Tu O ve Chambrone L (2012). Evidence-based periodontal plastic surgery. II. An individual data meta-analysis for evaluating factors in achieving complete root coverage, J Periodontol, 83, 477–490.

Chong C, Carnes D, Moritz A, Oates T, Ryu O, Simmer J ve Cochran D (2006). Human periodontal fibroblast response to enamel matrix derivative, amelogenin, and platelet-derived growth factor-BB, J Periodontol, 77, 1242–1252.

Cohen D ve Ross S (1968). The double papillae repositioned flap in periodontal therapy, J Periodontol, 39, 65–70.

Cohen ES (2007). Atlas of Cosmetic and Reconstructive Periodontal Surgery, 3th Ed., 433–438. BC Decker Inc hamilton.

Corn H (1962). Periosteal separation - its clinical significance, J Periodontol, 33, 144–152.

Cortellini P ve Tonetti MS (2001). Microsurgical Approach to Periodontal Regeneration. Initial Evaluation in a Case Cohort, J Periodontol, 72, 559–569.

Cortellini P ve Tonetti MS (2007). A minimally invasive surgical technique with an enamel matrix derivative in the regenerative treatment of intra-bony defects: a novel approach to limit morbidity, J Clin Periodontol, 34, 87–93.

Çağlayan G (2010). Periodontal hastalıkların etyolojisi, in "Periodontoloji" Editör, G Çağlayan, 1.basım, 170–176. Hacettepe Üniversitesi: Ankara.

Çakar G (2013). Mikrocerrahi: Oeni bir boyut, in "Plastik-Estetik Periodontal Cerrahi ve İmplant Cerrahisi Mikrocerrahi Uygulamalar" Editor, O Zuhr ve M Hürzeler, 1st Ed., 38–67. Quintessence Oayıncılık: İstanbul.

Çelik G, Sarı T ve Üşümez A (2013). Bilgisayar destekli diş hekimliği ve güncel CAD/CAM sistemleri, Cumhuriyet Dent J, 16, 74–82.

Çolak H, Demirer S, Hamidi M, Uzgur R ve Köseoğlu S (2012). Prevalence of Dentine Hypersensitivity among Adult Patients Attending a Dental Hospital Clinic in Turkey, West Indian Med J, 61, 3–8.

Da Silva R, Joly J ve De Lima A (2004). Root coverage using the coronally positioned flap with or without a subepithelial connective tissue graft., J Periodontol, 75, 413–419.

Del Pizzo M, Modica F, Bethaz N ve Priotto P (2002). The connective tissue graft: a comperative clinical evaluation of wound healing at the palatal donor site. preliminary study, J Clin Periodontol, 29, 848–854.

Dilsiz A, Aydin T ve Oavuz MS (2010). Root surface biomodification with an Er:OAG laser for the treatment of gingival recession with subepithelial connective tissue grafts, Photomed Laser Surg, 28, 4, 511–517.

Dodge J, Henderson R ve Greenwell H (1998). Root coverage without a palatal donor site using an acellular dermal graft, Periodontal Insights, 5, 5–8.

Dodge J, Greenwell J, Drisko C, Wittwer J, Oancey J ve Rebitski G (2000). Improved bone regeneration and root coverage using a resorbable membrane with physically assisted cell migration and DFDBA, Int J Periodontics Restorative Dent, 20, 398–411.

Eger T, Müller H ve Heinecke A (1996). Ultrasonic determination of gingival thickness. Subject variation and influence of tooth type and clinical features, J Clin Periodontol, 23, 9, 839–845.

Fiorellini J, Kim D ve Uzel N (2012). Anatomy of the Periodontium, , chapter 2, in "Carranza's Clinical Periodontology" Editor, Newman MG, Takei HH, Klokevold PR ve Carranza FA, 11th Ed., 12–27. Saunders: St. Louis.

Francetti L, Del Fabbro M, Simona C, Testori T ve Weinstein R (2005). Microsurgical treatment of gingival recession: a controlled clinical study, Int J Periodontics Restorative Dent, 25, 2, 181–188.

Friedman N ve Levine HL (1964). Mucogingival surgery. Current status, J Periodontol, 35, 5–21.

Gestrelius S, Andersson C, Johansson A, Persson E, Brodin A, Rydhag L ve Hammarström L (1997). Formulation of enamel matrix derivative for surface coating. Kinetics and cell colonization, J Clin Periodontol, 24, 678–684.

Goldman H, Lewis F ve Schluger S (1975). Periodontal Therapy, 5th Ed., Mosby company: St. Louis.

Goldstein M, Boyan B, Cochran D ve Schwartz Z (2001). Human histology of new attachment after root coverage using subepithelial connective tissue graft, J Clin Periodontol, 28, 657–662.

Goldstein M, Nasatzky E, Goultschin J, Boyan BD ve Schwartz Z (2002). Coverage of Previously Carious Roots Is as Predictable a Procedure as Coverage of Intact Roots, J Periodontol, 73, 1419–1426.

Gottlow J, Karring T ve Nyman S (1990). Guided tissue regeneration following treatment of recession type defects in the monkey, J Periodontol, 61, 680–685.

Grant D, Stern I ve Everett F (1972). Orban's Periodontics, 5th Ed., Mosby company: St. Louis.

Griffin T, Cheung W, Zavras A ve Damoulis P (2006). Postoperative complications following gingival augmentation procedures, J Periodontol, 77, 2070–2079.

Grupe H ve Warren R (1956). Repair of gingival defects by a sliding flap operation, J Periodontol, 27, 92–95.

Gu O, Zhang O ve Liao Z (2013). Root and canal morphology of mandibular first premolars with radicular grooves, Arch Oral Biol, 58, 1609-1617.

Guilha R, El Khodeiry S, Mota L ve Cafesse R (2001). Histological evaluation of healing and revascularization of the subepithelial connective tissue graft, J Periodontol, 72, 470–478.

Gunsolley J, Quinn S, Tew J, Gross C, Brooks C ve Schenkein H (1998). The effect of smoking on individuals with minimal periodontal destruction, J Periodontol, 69, 165–170.

Hall W (1981). The current status of mucogingival problems and their therapy, J Periodontol, 52, 569–575.

Hall W ve Lundergan W (1993). Free gingival grafts; Current indications and techniques, Dent Clin North Am, 37, 227–242.

Hammarström L, Heijl L ve Gestrelius S (1997). Periodontal regeneration in a buccal dehissence model in monkeys after application of enamel matrix proteins, J Clin Periodontol, 24, 669–677.

Harris R (1992). The connective tissue and partial thickness double pedicle graft: a predictable method of obtaining root coverage, J Periodontol, 63, 477–486.

Harris R (1994). The connective tissue with partial thicknes double pedicle graft: the results of 100 consecutively treated defects., J Periodontol, 65, 448–461.

Harris R (1999). Successful Root Coverage: A human histologic evaluation of a case, Int J Periodontics Restorative Dent, 19, 439–447.

Harris R (2002a). Root Coverage with connective tissue grafts: An evaluation of short- and long-term results, J Periodontol, 73, 1054–1059.

Harris R (2002b). GTR for root coverage: A long-term followup, Int J Periodontics Restorative Dent, 22, 55–61.

Harris R (2002c). Connective tissue grafts combined with either double pedicle grafts or coronally positioned pedicle grafts: results of 266 consecutively treated defects in 200 patients, Int J Periodontics Restorative Dent, 22, 463–471.

Hatipoğlu H, Keçeli H, Güncü G, Sengün D ve Tözüm T (2007). Vertical and horizontal dimensional evaluation of free gingival grafts in the anterior mandible: a case report series, Clin Oral Invest, 11, 107–113.

Henderson R, Greenwell H, Drisko C, Regennitter F, Lamb J, Mehlbauer M, Rebitski G (2001). Predictable multiple site root coverage using an acellular dermal matrix allograft, J Periodontol, 72, 571– 582.

Henriques P, Pelegrine A, Nogueira A ve Borghi M (2010). Application of subepithelial connective tissue graft with or without enamel matrix derivative for root coverage: a split-mouth randomized study, J Oral Sci, 52, 463–471.

Hofmanner P, Alessandri R, Laugisch O, Aroca S, Salvi GE, Stavropoulos ve Sculean A (2012). Predictability of surgical techniques used for coverage of multiple adjacent gingival recessions-A systematic review, Quintessence Int, 43, 545–554.

Huang L, Neiva R ve Wang H (2005). Factors affecting the outcomes of coronally advanced flap root coverage procedure, J Periodontol, 76, 1729–1734.

Ivancie GP (1957). Experimental and histological investigation of gingival regeneration in vestibular surgery, J Periodontol, 28, 259–263.

Januario A, Barriviera M ve Duarte W (2008). Soft tissue cone-beam computed tomography: a novel method for the measurement of gingival tissue and the dimensions of the dentogingival unit, J Esthet Restor Dent, 20, 366–373.

Joshipura K, Kent R ve Depaola P (1994). Gingival recession: Intra-oral distrubution and associated factors, J Periodontol, 65, 864-871.

Khocht A, Simon G, Person P ve Denepitiya JL (1993). Gingival recession in relation to history of hard toothbrush use, J Periodontol, 64, 900–905.

Kimble K, Eber R, Soehren S, Shyr O ve Wang H (2004). Treatment of gingival recession using a collagen membrane with or without the use of demineralized freezedried bone allograft for space maintenance, J Periodontol, 75, 210–220.

Koudale S, Charde P ve Bhongade M (2012). A comparative clinical evaluation of acellular dermal matrix allograft and sub-epithelial connective tissue graft for the treatment of multiple gingival recessions, J Indian Soc Periodontol, 16, 411–416.

Kuis D, Sciran I, Lajnert V, Snjaric D, Prpic J, Pezelj-Ribaric S ve Bosnjak A (2013). Coronally advanced flap alone or with connective tissue graft in the treatment of single gingival recession defects: a long-term randomized clinical trial, J Periodontol, 84, 1576–1585.

Kumar A ve Masamatti SS (2013). A new classification system for gingival and palatal recession, J Indian Soc Periodontol, 17, 175–181.

Kuru B ve Oıldırım S (2013). Treatment of localized gingival recessions using gingival unit grafts: a randomized controlled clinical trial, J Periodontol, 84, 1, 41–50.

Lang NP ve Löe H (1972). The relationship between the width of keratinized gingiva and gingival health, J Periodontol, 43, 623–627.

Langer B ve Calagna L (1980). The subepithelial connective tissue graft, J Prosthet Dent, 44, 363–367.

Langer B ve Calagna L (1982). The subepithelial connective tissue graft. A new approach to the enhancement of anterior cosmetics, Int J Periodontics Restorative Dent, 2, 22–33.

Langer B ve Langer L (1985). Subepithelial connective tissue graft technique for root coverage, J Periodontol, 56, 715–720.

Lehmann KM, Kasaj A, Ross A, Kämmerer PW, Wagner W ve Scheller H (2012). A new method for volumetric evaluation of gingival recessions: a feasibility study, J Periodontol, 83, 50–54.

Lindhe J, Karring T ve Araújo M (2008). The Anatomy of Periodontal Tissues, , chapter1, in "Clinical Periodontology and Implant Dentistry" Editor, J Lindhe, T Karring ve M Araújo, 5th Ed., 3–48. Blackwell Publishing Company: Oxford.

Liu P ve Essig M (2008). A panorama of dental CAD/CAM restorative systems., Compend Contin Educ Dent, 29, 482–493.

Löe H ve Silness J (1963). Periodontal disease in pregnancy. I. Prevelance and severity, Acta Odontol Scand, 21, 533–551.

Löe H, Anerud A, Boysen H ve Morrison E (1986). Natural history of periodontal disease in man. Rapid, moderate and no loss of attachment in Sri lankan laborers 14 to 46 years of age, J Clin Periodontol, 13, 431–440.

Löe H, Anerud a ve Boysen H (1992). The natural history of periodontal disease in man: prevalence, severity, and extent of gingival recession, J Periodontol, 63, 489–495.

MacGinnis M, Chu H, Oussef G, Wu KW, Machado AW ve Moon W (2014). The effects of micro-implant assisted rapid palatal expansion (MARPE) on the nasomaxillary complex a finite element method (FEM) analysis, Prog Orthod, 15, 52.

Mahajan A, Kashyap D, Kumar A ve Mahajan P (2014). Reliability study of Mahajan's classification of gingival recession: A pioneer clinical study, J Indian Soc Periodontol, 18, 38–42.

Manisundar N, Paddmanaban P, Ramya V, Bhuvaneswarri J ve Hemalatha V (2014). Double Papillary Flap- A Treatment for Gingival Recession, World J Med Sci, 10, 117–121.

Mariotti A (2003). Efficacy of chemical root surface modifiers in the treatment of periodontal disease. A systematic review., Ann Periodontol/AAP, 8, 205–226.

Matter J (1982). Free gingival grafts for the treatment of gingival recession. A review of some techniques, J Clin Periodontol, 9, 103–114.

Maycock J, Wood S, Brookes S, Shore R, Robinson C ve Kirkham J (2002). Characterization of a porcine amelogenin preparation, Emdogain, a biological treatment for periodontal disease, Connect Tissue Res, 43, 472–476.

McGuire M, Scheyer E ve Nunn M (2012). Evaluation of human recession defects treated with coronally advanced flaps and either enamel matrix derivative or connective tissue: comparison of clinical parameters at 10 years, J Periodontol, 83, 1353–1362.

McGuire M, Scheyer E ve Snyder M (2014). Evaluation of Recession Defects Treated With Coronally Advanced Flaps and Either Recombinant Human Platelet-Derived Growth Factor-BB Plus Beta Tricalcium Phosphate or Connective Tissue: Comparison of Clinical Parameters at 5 Oears, J Periodontol, 85, 1361–1370.

Mehl A, Gloger W, Kunzelmann KH ve Hickel R (1997). A new optical 3-D device for the detection of wear, J Dent Res, 76, 11, 1799–1807.

Miller PD Jr (1985a). A classification of marginal tissue recession, Int J Periodontics Restorative Dent, 5, 8–13.

Miller PD Jr (1985b). Root coverage using the free soft tissue autograft following citric acid application. III. A successful and predictable procedure in areas of deep-wide recession, Int J Periodontics Restorative Dent, 5, 14–37.

Moses O, Artzi Z, Sculean A, Tal H, Kozlovsky A, Romanos G ve Nemcovsky C (2006). Comparative study of two root coverage procedures: a 24 month follow-up multicenter study, J Periodontol, 77, 195–202.

Müller H, Eger T ve Schrob A (1998). Gingival dimentions after root coverage with free connective tissue grafts, J Clin Periodontol, 25, 424–430.

Müller H, Stahl M ve Eger T (1999). Root coverage employing an envelope technique or guided tissue regeneration with a bioabsorbable membrane, J Periodontol, 70, 743–751.

Nemcovsky C, Artzi T, Tal H, Kozlovsky A ve Moses H (2004). A multi-center comperative study of two root coverage procedures: coronally advanced flap with addition of enamel matrix proteins and subpedicle connective tissue graft, J Periodontol, 75, 600–607.

Noorudeen A, Paul A ve Shereef M (2013). Six year follow-up of a root coverage procedure on a lower molar tooth with lateral pedicle flap, J Indian Soc Periodontol, 17, 661–664.

Nordland WP ve Tarnow DP (1998). A classification system for loss of papillary height, J Periodontol, 69, 1124–1126.

O'Leary TJ, Drake RB ve Naylor JE (1972). The plaque control record, J Periodontol, 43, 38.

Oates T, Robinson M ve Gunsolley J (2003). Surgical therapies for the treatment of gingival recession. A systematic review, Ann Periodontol/ AAP, 8, 303–320.

Ochsenbein C (1960). Newer concept of mucogingival surgery, J Periodontol, 31, 175–185.

Olsson M, Lindhe J ve Marinello C (1993). On the relationship between crown form and clinical features of the gingiva in adolescents, J Clin Periodontol, 20, 570–577.

Önerci M ve Haberal I (2001). Temel Cerrahi Teknikler, 3. Baskı, 43–51. Selim Ofset Basımevi: Ankara.

Orban B ve Sicher H (1945). The oral mucosa, J Dent Educ, 10, 94–103.

Oringer R (2002). Biological mediators for periodontal and bone regeneration, Comp Cont Educ Dent, 23, 501–503.

Owen ER (1971). Practical microsurgery. I. A choice of optical aids for fine work, Med J Aust, 30, 1, 224–226.

Paolantonio M, Dolci M, Esposito P, D'Archivio D, Lisanti L, Di Luccio A ve Perinetti G (2002). Subpedicle acellular dermal matrix graft and autogenous connective tissue graft in the treatment of gingival recessions: A comparative 1-year clinical study, J Periodontol, 73, 1299–1307.

Pfeifer JS (1963). The growth of gingival tissue over denuded bone, J Periodontol, 34, 10–16.

Pilloni A, Paolantonio M ve Camargo P (2006). Root coverage with a coronally positioned flap used in combination with enamel matrix derivate: 18 month clinical evaluation, J Periodontol, 77, 2031–2039.

Pimenta LA, Barbosa GLR, Pretti H, Emodi O, van Aalst J, Rossouw PE, Tyndall DA ve Drake AF (2014). Three-Dimensional Evaluation of Nasopharyngeal Airways of Unilateral Cleft Lip and Palate Patients, Laryngoscope, 2, 1-3.

Pini Prato G (1999). Mucogingival deformities, Ann Periodontol/AAP, 4, 98–101.

Pini Prato G, Tinti C, Vincenzi G, Magnani C, Cortellini P ve Clauser C (1992). Guided tissue regeneration versus mucogingival surgery in the treatment of human buccal gingival recession, J Periodontol, 63, 919–928.

Pini Prato G, Clauser C, Cortellini P, Tinti C, Vincensi G ve Pagliaro U (1996). Guided tissue regeneration versus mucogingival surgery in the treatment of human buccal recessions. A 4-year follow up study, J Periodontol, 67, 1216–1223.

Pini Prato G, Pagliaro U, Baldi C, Nieri M, Saletta, D, Cairo, F ve Cortellini P (2000). Coronally advanced flap procedure for root coverage. Flap with tension versus flap without tension: A randomized controlled clinical study, J Periodontol, 71, 188–201

Pini Prato G, Franceschi D, Cairo F, Nieri M ve Rotundo R (2010). Classification of dental surface defects in areas of gingival recession, J Periodontol, 81, 885–890.

Pini-Prato G (2011). The Miller classification of gingival recession: limits and drawbacks, J Clin Periodontol, 38, 243–245.

Raetzke P (1985). Covering localized areas of root exposure employing the "envelope" technique, J Periodontol, 56, 397–402.

Rasperini G, Silvestri M, Schenk R ve Nevins M (2000). Clinical and histologic evaluation of human gingival recession treated with a subepithelial connective tissue graft and enamel matrix derivative (Emdogain): a case report, Int J Periodontics Restorative Dent, 20, 269–275.

Rebele SF, Zuhr O, Schneider D, Jung RE ve Hürzeler MB (2014). Tunnel technique with connective tissue graft versus coronally advanced flap with enamel matrix derivative for root coverage: a RCT using 3D digital measuring methods. Part II. Volumetric studies on healing dynamics and gingival dimensions, J Clin Periodontol, 41, 593–603.

Roccuzzo M, Bunino M, Needleman I ve Sanz M (2002). Periodontal plastic surgery for treatment of localized gingival recessions: a systematic review, J Clin Periodontol, 29, 178–194.

Roman A, Soancă A, Kasaj A ve Stratul S-I (2013). Subepithelial connective tissue graft with or without enamel matrix derivative for the treatment of Miller class I and II gingival recessions: a controlled randomized clinical trial, J Periodontal Res, 48, 563–572.

Ronay V, Sahrmann P, Bindl A, Attin T ve Schmidlin PR (2011). Current status and perspectives of mucogingival soft tissue measurement methods, J Esthet Restor Dent, 23, 146–156.

Rosin M, Splieth C, Hessler M, Gärtner C, Kordass B ve Kocher T (2002). Quantification of gingival edema using a new 3-D laser scanning method, J Clin Periodontol, 29, 240–246.

Rossberg M, Eickholz P, Raetake P ve Ratka-Kruger P (2008). Long-term results of root coverage with connective tissue in the envelope technique: A report of 20 cases., Int J Periodontics Restorative Dent, 28, 19–27.

Saario M, Ainamo A, Mattila K, Suomalainen K ve Ainamo J (1995). The width of radiologically-defined attached gingiva over deciduous teeth, J Clin Periodontol, 22, 12, 895–898.

Sangnes G ve Gjermo P (1976). Prevelance of oral soft and hard tissue lesions related to mechanical tooth cleansing procedures, Community Dent Oral Epidemiol, 4, 77–83.

Satyanarayana D, Vikram Reddy G ve Raja Babu P (2011). Periodontal Microsurgery: A Changing Perspective, Indian J Dent Adv, 3, 698–704.

Savitha B ve Vandana KL (2005). Comparative assesment of gingival thickness using transgingival probing and ultrasonographic method, Ind J Dent Res, 16, 135-139.

Sayar F, Akhundi N ve Gholami S (2013a). Connective tissue graft vs. emdogain: A new approach to compare the outcomes, Dent Res J, 10, 38–45.

Schwartz Z, Cames D, Jr Pulliam R, Lohmann C, Sylvia V, Liu O ve Dean D (2000). Porcine fetal enamel matrix derivative stimulates proliferation but not differentiation of pre-osteoblastic 2T9 cells, inhibits proliferation and stimulates differentiation of osteoblast-like MG63 cells, and increases proliferation and differentiation of normal human osteoblast NHOst cells, J Periodontol, 71, 1287–1296.

Sculean A, Windisch P, Keglevich T ve Gera I (2003). Histologic evaluation of human intrabony defects following non-surgical periodontal therapy with and without application of enamel matrix derivatives, J Periodontol, 74, 153–160.

Sculean A, Alessandri R, Miron R, Salvi GE ve Bosshardt DD (2011). Enamel Matrix Proteins and Periodontal Wound Healing and Regeneration, J Periodontol, 1, 101-117.

Seelbach P, Brueckel C ve Wöstmann B (2013). Accuracy of digital and conventional impression techniques and workflow, Clin Oral Invest, 17, 1759-1764.

Shanelec D ve Tibbetts L (1996). A perspective on the future of periodontal microsurgery, Periodontol 2000, 11, 58–64.

Shanelec D ve Tibbetts L (2011). Implant Microsurgery: Immediate Implant Placement With Implant-Supported Provisional, Clin Adv Periodontics, 1, 161–172.

Sheilesh D ve Van Dyke T (2005). (Featuring speakers at the 2006 FDI Congress). Point of care, J Can Dent Assoc, 72, 307–315.

Siervo S (2008). Suturing Techniques In Oral Surgery, 1st Ed., 11–66. Quintessence Publishing: Milano.

Silness J ve Loe H (1964). Periodontal disease in pregnancy. II. Correlation between oral hygiene and periodontal condition, Acta Odontol Scand, 22, 112–135.

Spahr A, Lyngstadaas S, Boeckh C, Andersson C, Podbielski A ve Haller B (2002). Effect of the enamel matrix derivative Emdogain on the growth of periodontal pathogens in vitro, J Clin Periodontol, 29, 62–72.

Strebel J, Ender A, Paque F ve Al E (2009). In vivo validation of a three-dimensional optical method to document volumetric soft tissue changes of the interdental papilla, J Periodontol, 80, 56–61.

Studer S, Allen E, Rees T ve Kouba A (1997). The thickness of masticatory mucosa in the human hard palate and tuberosity as potential donor sites for ridge augmentation procedures, J Periodontol, 68, 145–151.

Sullivan H ve Atkins J (1968a). Free autogenous gingival grafts. 3. Utilization of grafts in the treatment of gingival recession, Periodontics, 6, 152–160.

Sullivan H ve Atkins J (1968b). Freeutogenenous gingival grafts. 1. Principles of successful grafting, Periodontics, 6, 121–129.

Sullivan HC ve Atkins JH (1969). The role of free gingival grafts in periodontal therapy, Dent Clin North Am, 13, 133–148.

Takei HH, Scheyer ET, Azzi R, Allen EP ve Han TJ (2012). Periodontal Plastic and Esthetic Surgery, chapter63, in "Carranza's Clinical Periodontology" Editor, MG Newman, HH Takei, PR Klokkevold ve FA Carranza, 11th Ed., 595–600. Blackwell Publishing Company: St. Louis.

Tal H, Moses O, Zohar R, Meir H ve Nemcovsky C (2002). Root coverage of advanced gingival recession: A comparative study between acellular dermal matrix allograft and subepithelial connective tissue grafts, J Periodontol, 73, 1405–1411.

Tarnow D (1986). Semilunar coronally repositioned flap, J Clin Periodontol, 13, 182–185.

Thomason JM, Ellis JS, Jovanovski V, Corson M, Lynch E ve Seymour R (2005). Analysis of changes in gingival contour from three-dimensional co-ordinate data in subjects with drug-induced gingival overgrowth, J Clin Periodontol, 32, 1069–1075.

Tibbetts L ve Shanelec D (1994). An overview of periodontal microsurgery, Curr Sci, 2, 187–193.

Tibbetts LS ve Shanelec D (1998). Periodontal microsurgery, Dent Clin North Am, 42, 339–359.

Tibbetts L ve Shanelec D (2009). Principles and Practice of Periodontal Microsurgery, Int J Microdent, 1, 13–24.

Toker H ve Ozdemir H (2009). Gingival recession: epidemiology and risk indicators in a university dental hospital in Turkey, Int J Dent Hygiene, 7, 2, 115–120.

Trombelli L, Schincaglia G, Checchi L ve Calura G (1994). Combined guided tissue regeneration, root conditioning, and fibrin-fibronectin system application in the treatment of gingival recession. A 15-case report, J Periodontol, 65, 796–803.

Tugnait A ve Clerehugh V (2001). Gingival recession-its significance and management, J Dent, 29, 6, 381–394.

Valderhaug J (1980). Periodontal conditions and caries lesions fol- lowing the insertion of fixed prostheses: A 10-year follow- up study, Int Dent J, 30, 296–304.

Wang H, Bunyaratavej P, Labadie M, Shyr O ve MacNeil R (2001). Comparison of two clinical techniques for treatment of gingival recessions, J Periodontol, 72, 1301–1311.

Wara-aswapati N, Pitiphat W, Chandrapho N ve Al. E (2001). Thickness of palatal masticatory mucosa associated with age, J Periodontol, 72, 1407–1412.

Weinländer M, Lekovic V, Spadijer-Gostovic S ve Al E (2009). Gingivomorphometry esthetic evaluation of the crown-mucogingival complex: a new method for collection and measurement of standardized and reproducible data in oral photography, Clin Oral Implants Res, 20, 526–530.

Wennström JL (1987). Lack of assossiation between width of attached gingiva and development of soft tissue recession. A 5 –year longitudinal study, J Clin Periodontol, 14, 181–184.

Wennström JL ve Zuchelli G (1996a). Increased gingival dimensions. A significant factor for successful outcome of root coverage procedures? A 2-year prospective clinical study, J Clin Periodontol, 23, 770–777.

Wennström JL (1996b). Mucogingival therapy, Ann Periodontol/AAP, 1, 1, 671–701.

Wennström JL, Zucchelli G ve Pini Prato G (2008). Mucogingival Therapy– Periodontal Plastic Surgery, chapter 44, in "Clinical Periodontology and Implant Dentistry" Editor, J Lindhe, T Karring ve M Araújo, 5th Ed., 955–1011. Blackwell Publishing Company: Oxford.

Windisch SI, Jung RE, Sailer I, Studer SP, Ender A ve Hämmerle CHF (2007). A new optical method to evaluate three-dimensional volume changes of alveolar contours: a methodological in vitro study, Clin Oral Implan Res, 18, 5, 545–551.

Woodyard J, Greenwell H, Hill M, Drisko C, Iasella J ve Scheetz J (2004). The clinical effect of acellular dermal matrix on gingival thickness and root coverage compared to coronally positioned flap alone, J Periodontol, 75, 44–56.

Ouzbasioglu E, Kurt H, Turunc R ve Bilir H (2014). Comparison of digital and conventional impression techniques: evaluation of patients' perception, treatment comfort, effectiveness and clinical outcomes, BMC Oral Health, 14, 1, 10.

Zabalegui I, Sicilia A, Cambra J, Gil J ve Sanz M (1999). Treatment of multiple adjacent gingival recessions with the tunnel subepithelial connective tissue graft: a clinical report, Int J Periodontics Restorative Dent, 19, 199–206.

Zucchelli G ve De Sanctis M (2000). Treatment of Multiple Recession-Type Defects in Patients With Esthetic Demands, J Periodontol, 71, 9, 1506–1514.

Zuhr O, Bäumer D ve Hürzeler M (2014a). The addition of soft tissue replacement grafts in plastic periodontal and implant surgery: critical elements in design and execution, J Clinical Periodontol, 41, 123–142.

Zuhr O, Rebele S, Schneider D, Jung R ve Hürzeler M (2014b). Tunnel technique with connective tissue graft versus coronally advanced flap with enamel matrix derivative for root coverage: a RCT using 3D digital measuring methods. Part I. Clinical and patient-centred outcomes, J Clin Periodontol, 41, 582–592.

FSC
www.fsc.org
MIX
Papier | Fördert gute Waldnutzung
FSC® C083411

Kolibri 360 GmbH
Ferdinand-Jühlke-Straße 7
99095 Erfurt, Deutschland
produktsicherheit@kolibri360.de

Druck:
CPI Druckdienstleistungen GmbH
im Auftrag der
Kolibri 360 GmbH
Ferdinand-Jühlke-Str. 7
99095 Erfurt